AF468979

L'AIR RARÉFIÉ

DANS SES RAPPORTS

AVEC L'HOMME SAIN ET AVEC L'HOMME MALADE

PAR

D. JOURDANET,

Docteur en médecine des Facultés de Paris et de Mexico.

PARIS

J.-B. BAILLIÈRE ET FILS,

LIBRAIRES DE L'ACADÉMIE IMPÉRIALE DE MÉDECINE,

Rue Hautefeuille, 19.

Londres, H. Baillière, Regent street, 219. | New-York. Baillière brothers, Broadway, 440.

MADRID, C. BAILLY-BAILLIÈRE, PLAZA DEL PRINCIPE ALFONSO, 16.

1862

L'AIR RARÉFIÉ

DANS SES RAPPORTS

AVEC L'HOMME SAIN ET AVEC L'HOMME MALADE

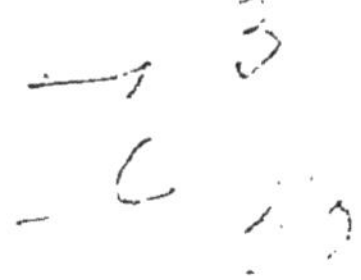

DU MÊME AUTEUR.

Du Mexique au point de vue de son influence sur la vie de l'homme. Paris, 1861, in-8 de 400 pages. . . . . 6 fr.

Paris. — Imprimerie de L. MARTINET, rue Mignon, 2.

L'AIR RARÉFIÉ

DANS SES RAPPORTS

AVEC L'HOMME SAIN ET AVEC L'HOMME MALADE

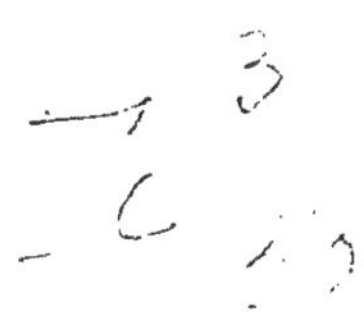

DU MÊME AUTEUR.

Du Mexique au point de vue de son influence sur la vie de l'homme. Paris, 1861, in-8 de 400 pages . . . . 6 fr.

Paris. — Imprimerie de L. MARTINET, rue Mignon, 2.

L'AIR RARÉFIÉ

DANS SES RAPPORTS

AVEC L'HOMME SAIN ET AVEC L'HOMME MALADE

CHAPITRE PREMIER.

L'AIR RARÉFIÉ PAR L'ALTITUDE.

§ 1er. — Importance de cette étude.

On s'est préoccupé des effets de l'air comprimé sur les personnes qui le respirent accidentellement comme moyen thérapeutique, ou sur des individus qui en prennent la dangereuse habitude pour des travaux industriels. Mais, c'est à peine si nous avons jusqu'ici daigné nous arrêter aux considérations les plus élémentaires dont l'air raréfié puisse être la base. Cependant c'est là une modification de l'atmosphère qu'un grand nombre de circonstances météorologiques nous imposent à toute heure et à laquelle nous ne saurions nous soustraire. Bien plus, tandis que l'air comprimé ne se présente jamais à notre attention comme élément de vie pour une agglomération d'hommes, des millions de nos semblables, disséminés sur différentes parties du globe, passent leur existence au milieu d'une atmosphère sensiblement amoindrie et qui compte un quart, au moins, de diminution dans son poids et dans sa densité pour de vastes étendues habitées par des peuples entiers.

Il nous a paru important de considérer ce sujet avec moins d'indifférence. Il touche d'une manière si directe aux sources de la vie et au maintien de la santé de l'homme, qu'il mérite de se placer au premier rang parmi les études sérieuses auxquelles il est du devoir du médecin de se livrer.

§ II. — Division de ce travail.

Ce sujet se divise naturellement en deux parties. Il demande, en effet, notre attention pour les hommes qui passent leur vie entière au milieu d'une atmosphère sensiblement raréfiée, et pour les phénomènes qui surviennent au moment où le vide partiel est fait autour d'un sujet en expérience. Le parallèle qui s'établit entre ces deux points de vue distincts est des plus instructifs et des plus intéressants. S'il ne nous fait pas voir des deux parts les mêmes phénomènes, il sert à rendre complète une étude qui a besoin, pour être parfaite, de porter son attention sur les changements qui s'opèrent dans l'homme au moment où le vide se fait autour de lui, et sur les effets permanents que l'on remarque lorsque le vide partiel est définitivement établi.

§ III. — Coup d'œil sur un peuple qui respire une atmosphère raréfiée.

Avant de nous engager dans la discussion des expériences que j'ai entreprises sur l'air artificiellement raréfié, nous devons nous demander ce qu'ont produit de prospérité sur la race blanche ces plaines élevées du Mexique qui présentent le tableau météorologique d'un paradis sur la terre. L'air qu'on y respire a perdu, par l'élévation, un quart de sa densité normale. Les trois quarts du peuple mexicain alimentent leur respiration à cette source si notablement altérée. C'est donc le plus vaste et le plus beau théâtre que l'on puisse choisir pour étudier sur l'homme les effets permanents du vide partiel. Nous avons déjà publié sur ce sujet une première étude (1) en appuyant nos pensées sur nos impressions bien plus que sur une statistique sévère. C'est encore ainsi que nous devons procéder aujourd'hui ; dans les pays où les révolutions changent les administrations à toute heure, la statistique ne saurait exister avec quelques droits à notre confiance.

En dehors de tout calcul précis, on peut se faire des convictions d'autant plus justifiables que je ne leur ai pas trouvé de contradicteurs sérieux parmi les personnes auxquelles dix-neuf ans de séjour m'ont permis de les soumettre. Elles m'autorisent à dire que la race blanche n'est point acclimatée sur les hauteurs de la Cordillère du Mexique. Il n'est d'ailleurs pas impossible d'appuyer cette triste vérité sur quelques aperçus statistiques qui paraissent la confirmer.

§ IV. — L'acclimatement des Européens au Mexique.

En faisant arriver la population totale de la république mexicaine, d'après les derniers calculs, au chiffre exagéré de 8 283 088 habitants, l'administration divisait cette population comme il suit :

Race européenne pure.	1,656,620	habitants.
Indiens	2,208,824	—
Métis de toutes espèces	4,417,644	—

(1) *Du Mexique au point de vue de son influence sur la vie de l'homme*, par le docteur Jourdanet. Baillière et fils.

Le chiffre chargé de représenter la race blanche dépasse évidemment la réalité. On serait plus près de la vérité, je pense, si l'on admettait :

	600,000	blancs,
	6,000,000	Indiens et métis,
Pour total.	6,600,000	habitants.

Trois siècles et demi n'auraient donc pu réussir à disséminer que 600 000 blancs purs sur ces plaines fertiles. On ne saurait douter que les douceurs de la température, l'attrait d'un beau ciel, les richesses naturelles de tout genre n'aient attiré sur les hauteurs du plateau, dès le principe, la grande majorité des immigrants. Ils y ont bâti des villes splendides. Ils ont, à de longues distances, fondé des établissements agricoles importants ; mais non loin de ces brillants témoignages de leurs efforts, vous ne voyez que le désert. De belles villes et tout autour presque rien pour les annoncer. De riches *haciendas* où le bétail effarouché à votre approche s'enfuit comme un troupeau de bêtes fauves, et de l'une à l'autre, plus de huttes d'Indiens, que de villages prospères. On voit partout, côte à côte, l'effort et l'impuissance.

On me dira peut-être que les malheurs ont envahi ce beau pays avec les discordes civiles et que c'est là la cause d'une décadence que le climat par lui-même eût empêchée sans nul doute; c'est une erreur. Quelles que soient les infortunes qui ont leur origine dans les révolutions qui le désolent, ce pays a plutôt prospéré, dans ses produits, que perdu de ce qu'il était sous l'administration espagnole. D'ailleurs, son indépendance ne s'étend pas encore à un demi-siècle et ce n'est pas ce temps qui l'a dépeuplé.

§ V. — C'est le climat qui est un obstacle aux progrès de cette race.

La cause puissante qui met obstacle aux progrès de la race blanche est bien le climat lui-même, autant et plus celui des hauteurs que les localités situées au niveau des mers dont la réputation mortifère est démesurément établie. Sur les plateaux du Mexique, en effet, les blancs se confinent dans les grands centres de populations. Quand ils s'éloignent vers les champs en culture, c'est pour avoir la direction des travaux, nullement pour les entreprendre; ils ne les supporteraient pas. Il est cependant un degré intermédiaire d'altitude qui paraît leur être favorable et où leur établissement est susceptible de prospérer. Cette élévation privilégiée correspond à 1000 mètres environ au-dessus du niveau des mers. C'est dans cette zone s'étendant de 3000 à 4500 pieds, que se trouvent au Mexique quelques villes d'une grande importance. Nommons surtout Jalapa, Orizaba, où l'acclimatement des Européens est réellement facile. Aussi, quand j'emploierai dans ce travail le mot de grande altitude pour désigner des lieux que la raréfaction de l'atmosphère rend dangereux pour l'homme, je prétends désigner des pays situés au delà de 2000 mètres d'élévation. C'est la hauteur ordinaire des vastes plaines du grand plateau central. Dans son immense étendue, il contient la majorité des habitants de cette république et c'est là que les Européens rencontrent des difficultés sérieuses pour leur acclimatement.

§ VI. — Distinction relative à l'acclimatement.

Mais je ne veux plus prononcer ce mot d'acclimatement sans dire quelle signification je lui donne. Ce n'est pas que je veuille le définir absolument, mais faire comprendre qu'il importe de le considérer dans ses rapports, 1° avec l'individu, 2° avec sa race. Je pense faire approuver facilement cette distinction en m'empressant d'affirmer que dans beaucoup de localités torrides, le blanc venu d'Europe se porte bien et parvient sans souffrance à une vieillesse avancée, tandis que ses enfants créoles valent moins que lui et que ses petits-fils dégénèrent plus sensiblement encore. Au Mexique, sur le littoral du golfe, à Vera-Cruz, à Campêche, à Merida de Yucatan, sauf les atteintes de la fièvre jaune, les étrangers jouissent d'une bonne santé et sont soumis à moins d'accidents que les créoles. Il en est de même de tous les lieux qui n'ont pas d'élévation et qui ont le bonheur de posséder un sol sec et de vastes déboisements qui les préservent des émanations paludéennes. Mais sur les terrains qui, comme Tabasco, sont la proie de constants effluves, l'acclimatement, on le sait bien, n'est possible pour personne, pas plus pour l'individu venu d'Europe, que pour sa race créole.

§ VII. — De l'acclimatement aux bords du golfe.

Ce que je dis du non-acclimatement de la race blanche sur le littoral du golfe du Mexique paraît être en contradiction avec ce que j'ai dit moi-même de la beauté de cette race dans le Yucatan. Mais, quelles que soient les affirmations de l'orgueil de famille, l'aplatissement de la partie supérieure du crâne, l'élargissement de la face, la saillie des pommettes et d'autres signes extérieurs dévoilent assez les mélanges lointains avec l'Indien-Mayo de cette partie de la Nouvelle-Espagne, quelquefois même avec le sang d'Afrique.

Malgré les sophismes de l'amour-propre s'ingéniant à

classer parmi les blancs tout ce qui n'est pas indien ou noir de pure race, en 1848, avant que les guerres eussent dépeuplé ce pays intéressant, on y comptait 600 000 indiens pour 60 000 qui ne l'étaient pas. Écrivez 12 ou 15 mille blancs, tout au plus, pour le pays le moins mal sain et certainement le plus agréable de tous ceux qui avoisinent le golfe ; un pays qui eut, en d'autres temps, indépendamment du climat, ses bonnes raisons pour se peupler d'Européens ; car là s'embarquaient le bois de Campêche, l'indigo, la cochenille, et par là aussi descendait tout le Guatemala, du temps du gouvernement espagnol.

Le bel état de santé et les constitutions robustes que l'on remarque parmi certains blancs de cette contrée permettent, cependant, de penser que l'acclimatement de la race européenne peut arriver à se réaliser dans les pays tropicaux, au niveau des mers, lorsque des conditions spéciales du *sol* le favorisent. A quelques exceptions près, néanmoins, on peut affirmer que la race blanche n'a pas prospéré dans le Yucatan, à moins qu'on ne la considère à l'état de mélange ; mais j'ai vu les Européens-nés s'y porter à merveille, et j'ai pu remarquer parmi eux des vieillards vigoureux. D'où je puis conclure que le blanc venu d'Europe éprouve moins de difficulté pour s'y acclimater individuellement que pour y acclimater sa race, et je présente cette distinction comme digne d'intérêt.

§ VIII. — De l'acclimatement sur les hauteurs tropicales.

Nous n'aurons pas lieu de faire, à nouveau, cette distinction importante à propos des Européens qui vont habiter les grandes élévations de la Cordillère. N'oublions pas que je comprends dans cette dénomination les lieux qui dépassent 2000 mètres d'altitude. Eh bien ! à cette hauteur, le blanc d'Europe ne s'acclimate pas même individuellement. A l'inverse de ce qui affecte les étrangers à leur arrivée sur le littoral du golfe dont l'influence leur est immédiatement funeste, les nouveaux venus se trouvent d'abord à merveille au delà de 2000 mètres d'altitude. Mais insensiblement le climat les mine, et l'on ne peut dire que pour un bien petit nombre d'entre eux, qu'ils y sont réellement acclimatés. Quant à leur race, non-seulement elle ne jette pas de racines vivaces, sur les lieux les plus élevés du plateau, mais il est encore vrai de dire qu'elle a flétri le type indien originaire de ces contrées. Le métis, en effet, bien que mieux acclimaté que le sang pur européen, est moins vigoureux que la race à peau cuivrée (1).

Ce beau paradis des plateaux des Andes nous traite donc plus mal encore que les côtes si mal famées du golfe du Mexique. Si les premiers moments du séjour en sont moins à redouter, nous y payons cet accueil séduisant par une vie moins longue et par une descendance encore plus dégénérée. Au niveau des mers, les croisements nous donnent notre vigueur première et nous payons ce bienfait en y améliorant la race indienne dont le mélange nous avait d'abord favorisés. Sur les grandes hauteurs, au contraire, impuissants à nous soutenir nous-mêmes, nous n'empruntons aux naturels qu'une vigueur éphémère à la condition de diminuer d'autant les forces de la race qui nous l'a cédée.

(1) On comprend sans doute qu'à propos d'acclimatement difficile, je n'ai dû parler de la race blanche qu'au point de vue de la vitalité et de la force physique. Je n'ai pas remarqué la même décadence au point de vue des qualités morales et intellectuelles. Les défauts dont on l'accuse en ce sens sont singulièrement exagérés par la calomnie et par de fausses appréciations. Ceux qui existent en réalité sont inhérents à l'éducation et au malheur du temps.

§ IX. — La vapeur d'eau favorise l'acclimatement des hauteurs.

Ce résultat déplorable n'est pas également sensible en tous lieux, mais on peut dire qu'il est constant dans toutes les localités très élevées où se trouvent réunies les conditions hygiéniques qui leur sont plus communes. Parmi ces conditions, l'une des plus ordinaires est la sécheresse extrême de l'air. C'est là un fait météorologique qui ne cesse de se montrer dans l'atmosphère, à 2000 mètres, que pour des points exceptionnels où les hauteurs boisées, non loin de vastes lagunes, ont coutume d'attirer les vapeurs d'eau et de former des nuages constants. Eh bien! dans ces localités, la santé des Européens est meilleure, et peut-être n'avancerais-je pas un fait erroné en disant que, là, l'acclimatement des Européens n'est pas impossible. On le croirait presque en voyant le bon état des Anglais qui exploitent depuis longues années les mines de *Real del Monte* où les pluies sont fréquentes, et qui se trouvent situées à 2500 mètres.

Ceci n'est pas un fait que nous devions laisser passer sans commentaire. Je dirai plus loin l'influence de la respiration pour l'acclimatement; mais il est important de faire observer, dès ce moment, que la respiration des grandes hauteurs est moins imparfaite lorsque l'air contient des vapeurs d'eau abondantes.

§ X. — Altitude favorable à la santé.

C'est à cette circonstance favorable qu'il faut attribuer le bon effet de la résidence à 1000 mètres d'altitude.

C'est la hauteur ordinaire de la région des nuages. Aussi les pluies y sont-elles constantes. C'est ainsi qu'à Jalapa et à Orizaba, villes intéressantes et très pittoresques de la république mexicaine, la température est adoucie par les eaux du ciel; l'air déjà plus dense que sur le plateau, est encore rendu plus aisément respirable par sa saturation hygrométrique. Il faut avouer cependant que la chaleur y est souvent assez forte pour dégager sur les champs cultivés des émanations de nature paludéenne et les fièvres intermittentes y minent trop fréquemment les cultivateurs. Les villes sont plus saines que les campagnes, et c'est là un fait commun à tous les pays chauds.

En Europe, nous demandons à l'air des champs le rétablissement de nos santés altérées. Sous les tropiques les beaux jardins et les ombrages nous tuent. Une ville infecte y est moins funeste que les bosquets les plus attrayants. Cette vérité se fait jour jusqu'à 1000 mètres d'altitude ; elle est encore un malheur pour les Européens qui voudraient fixer leur séjour à cette limite des chaleurs torrides. Mais on ne saurait douter que leur établissement dans les villes n'y trouve des garanties sérieuses. Malheureusement cette hauteur de 1000 mètres ne présente pas sur la Cordillère du Mexique des plateaux étendus qui se prêtent à l'agglomération des hommes.

§ XI. — Conclusions relatives à l'acclimatement au Mexique.

J'ai dit que l'Européen s'acclimate individuellement au niveau de la mer sur les terrains secs, sans y acclimater sa race d'une manière parfaite; je viens de faire voir aussi que, sur les hauteurs qui dépassent 2000 mètres, il y a double négation de l'acclimatement individuel et de l'acclimatement de la descendance européenne. Dans les pays tropicaux les difficultés pour s'acclimater ne prennent donc pas leur source dans la température uniquement. Où peut-on voir un ciel plus beau, respirer un air plus doux que celui du plateau central du Mexique ? Le thermomètre y oscille, en hiver, entre 5 et 16 degrés centésimaux ; l'été, entre 12 et 23 degrés. Mais en réalité c'est sur la moyenne qu'il se maintient presque constamment et l'on peut dire que cet instrument se voit presque toujours entre 12 et 20°. — Pourquoi l'homme d'Europe végète-t-il sous un climat aussi délicieux ? Pourquoi ne peut-il pas s'y développer dans les limites de ses forces originaires? C'est que parmi les mille causes qui peuvent protéger les nouveaux habitants d'un climat, la perfection dans l'acte respiratoire doit être mise en première ligne. Aux bords du golfe sur les terrains secs, la respiration, celle de la nuit surtout, dépasse les besoins physiologiques. C'est là un malheur pour les habitants acclimatés; mais les Européens y puisent des ressources pour combattre les causes de mort qui les entourent et l'excès de l'endosmose respiratoire se trouve balancé chez eux par l'excès des besoins de résistance. Mais les besoins une fois satisfaits et l'acclimatement établi, le climat reprend sa revanche et se venge sur les descendants. Les premiers venus seuls sont épargnés, et c'est là l'acclimatement individuel.

Nous ne devons pas être surpris que cet acclimatement manque sur les hauteurs où l'endosmose respiratoire est si gravement altérée par la diminution de pression atmosphérique, comme nous le prouverons plus tard. Nous n'éprouverons pas d'étonnement non plus en voyant apparaître la possibilité d'acclimater les Européens sur les altitudes dans les localités exceptionnelles où la vapeur d'eau favoriserait l'hématose.

Qu'on me permette d'ajouter une proposition qui paraîtra étrange et dont j'invite mes lecteurs à vérifier l'exactitude. La facilité d'acclimatement trouve sa mesure dans la fréquence et la gravité de la phthisie pulmonaire qui attaque les Européens dès longtemps établis dans les pays tropicaux. Plus il y a de phthisie aiguë, plus les arrivants auront de chances pour s'y bien porter et atteindre une vieillesse avancée. C'est que, plus la respiration s'exagère, plus la tuberculisation fait de victimes, et dès lors que l'air respiré n'a pas un emploi physiologique indiqué par un besoin ordinaire ou par une résistance accidentelle, il consume et détruit.

Nous pouvons donc affirmer que les atmosphères raréfiées ont besoin d'être respirées par une organisation spéciale pour soutenir la vie de l'homme dans toute sa vigueur. Les blancs, en recherchant l'ombre du domicile, supportent assez bien l'air des altitudes et y trouvent des charmes, sous la condition d'une santé faible et avec la perspective d'une longévité réduite. Mais ils succombent surtout aux ardeurs solaires parmi les travaux agricoles, au milieu de ces belles plaines où le thermomètre nous indique un printemps éternel. Le typhus et les maladies du foie les y tuent. Les atmosphères raréfiées des altitudes ne sont réellement respirables qu'à l'ombre. Dès lors qu'elles se dilatent encore sous l'influence directe des rayons solaires, elles asphyxient le blanc qui les respire.

Aussi, pourrez-vous faire sur les hauteurs de l'Anahuac des demeures somptueuses, des villes où le ciel doux vous enivrera sans cesse; mais vous n'y peuplerez jamais les ravissantes campagnes de familles paisibles et robustes qui, chaque jour, puisent dans leurs travaux champêtres le pain qui les nourrit et la santé qui les récompense.

Il y a donc un travail à faire, sérieux, intéressant à un haut degré, consistant en recherches entreprises dans le monde entier sur les hommes qui vivent à des hauteurs considérables. Je ne doute pas de ses résultats. Ce que nous disent les voyageurs, et les Anglais surtout, de la salubrité des altitudes de l'Himalaya ne saurait me convertir à d'autres pensées. On a coutume de juger ces contrées élevées par opposition avec les maladies qui règnent aux pieds des montagnes et sur les rives du Gange, comme à Vera-Cruz et à Mexico on apprécie le climat des hauteurs au point de vue de la préservation des maladies qui règnent à la côte. Les jugements seront tout autres quand on considérera les altitudes plus absolument, comme j'ai essayé de le faire moi-même. Considérées de la sorte, elles donneront partout la conviction qu'il faut à l'homme l'atmosphère tout entière pour qu'il produise la somme de vie que la Providence lui réserve. Si l'air raréfié est encore un aliment, c'est l'aliment du pauvre qui vit souffreteux, étiolé, et meurt souvent d'inanition.

CHAPITRE II.

EFFETS DE L'AIR ARTIFICIELLEMENT RARÉFIÉ.

Nous venons de voir les effets du vide partiel sur les hommes qui y passent leur vie entière ; arrivons maintenant aux résultats qu'il produit sur ceux qui n'y font qu'un séjour momentané.

J'ai fait construire un grand appareil en tôle de la capacité d'environ 6000 litres. Une combinaison heureuse de pompes et de robinets me permet d'y faire vivre, au milieu d'un courant d'air et dans des conditions hygiéniques irréprochables, les personnes qui veulent se soumettre au vide partiel. J'ai recueilli et j'ai analysé de l'air expiré à diverses pressions, en commençant par la respiration initiale à 760 millimètres jusqu'à la limite, que je n'ai pas dépassée, de 500 millimètres de dépression barométrique. Presque toutes mes expériences ont été triples, portant à la fois sur l'air expiré avant, pendant et après le séjour dans l'appareil pneumatique. Je n'ai consigné dans mes notes que celles qui m'ont inspiré une confiance absolue après avoir constaté la parfaite régularité des opérations. Voici celles qui donnent assez exactement la moyenne des résultats obtenus dans 25 séries d'analyses.

§ I. — Expériences analytiques faites sur l'air expiré.

Première expérience. — *Air expiré avant et après le bain de vide.* — A neuf heures du matin, étant à jeun, je recueille mon air expiré avant et après mon séjour dans l'appareil à vide partiel. La pression barométrique a été amenée à 58 millimètres, et l'air a été rendu graduellement. L'opération entière a duré une demi-heure. L'analyse donne le résultat suivant en perte d'oxygène :

Avant le bain	4,22 p. 100
Après le bain	3,37

Il était évident, d'après cette expérience, qui a été répétée plusieurs fois avec le même résultat, que le séjour sous l'appareil à vide influait sur la respiration de manière à diminuer ses effets habituels. Mais il était important de mettre en lumière ce qui se passait pendant que le sujet était soumis à l'expérience. L'exemple suivant nous instruit à cet égard.

Deuxième expérience. — *Air expiré avant, pendant et après un bain d'une demi-heure.* — Un homme sain nous a fourni de l'air expiré avant, pendant et après le séjour dans le vide partiel. La pression a été amenée à 570 millimètres, et c'est à ce degré que l'air a été recueilli dans l'appareil. Toute l'opération a duré une demi-heure. L'analyse donne :

A. Avant le bain :

Oxygène absorbé.	5,18 p. 100
Acide carbonique produit	4,56
Différence.	0,62

B. A 570 millimètres de pression :

Oxygène absorbé.	6,79 p. 100
Acide carbonique produit	6,43
Différence.	0,36

C. Après le bain :

Oxygène absorbé.	4,54 p. 100
Acide carbonique produit	4,16
Différence.	0,38

Corrections des calculs qui précèdent.

Au premier abord, on est frappé du chiffre qui se rapporte à l'air expiré sous la pression barométrique de 570 millimètres, et l'on serait tenté de croire que la respiration a reçu dans le vide partiel un surcroît d'activité. 6,79 pour 100 de perte d'oxygène dépassent, en effet, la normale des observations faites sur l'homme à jeun, et représentent un chiffre supérieur à celui que nous a donné la respiration avant l'entrée dans l'appareil. Mais il importe de remarquer que cette proportion de 6,79 pour 100 en volume doit être réduite à la densité que l'air possédait au moment où il a été recueilli. Sous la pression de 570 millimètres, un volume d'oxygène n'a plus la même densité que sous la pression atmosphérique normale, et par conséquent ce qui est 6,79 dans notre expérience, doit être ramené à l'expression 5,08, quantité de gaz qui, à 760 millimètres de pression barométrique, représente le même poids que le volume 6,79 considéré à 570 millimètres du baromètre. Or, ce qui donne la quantité absolue d'un gaz, c'est son poids et non pas son volume. En admettant donc, ce qui est réel, que sous le vide partiel les inspirations continuent à porter sur un demi-litre d'atmosphère par mouvement inspiratoire, nous pouvons conclure que le résultat final qui nous est signalé, dans nos analyses à l'air libre, par le chiffre 6,79 pour 100 doit être représenté en réalité par le nombre 5,08 pour le mettre en rapport exact avec la respiration normale. Loin donc d'y trouver une augmentation sous l'influence du vide, nous voyons que ce résultat est inférieur à celui que la respiration nous a donné avant l'entrée dans l'appareil. Nous y voyons aussi que l'oxygène obéissant aux lois de l'endosmose est absorbé dans les proportions de l'acide carbonique exhalé. Mais il y a, dans cette expérience, un autre phénomène à considérer. Tandis que l'air expiré normalement nous signale une perte d'oxygène dépassant de 0,62 le volume d'acide carbonique produit, cette différence est réduite sous le vide à 0,36 et par correction 0,27. C'est là un parallèle d'autant plus digne d'intérêt qu'il porte, non pas sur la totalité de l'oxygène inspiré, mais bien sur la partie qui reste dans l'organisme.

Troisième expérience. — Air recueilli d'après un sujet sain, 1° avant le bain ; 2° dix minutes après que la pression barométrique est descendue à 550 millimètres ; 3° la pression restant à ce degré pendant une heure, l'air se recueille à la fin de ce temps ; 4° enfin, après le bain.

A. Avant le bain :

Oxygène absorbé.	4,96
Acide carbonique produit.	4,37
Différence.	0,59

B. 10 minutes après être arrivé à 550 millimètres.

Oxygène absorbé.	5,60	et par correction. . .	4,05
Acide carbonique produit. .	5,21	— — . . .	3,77
Différence.	0,39.	— — . . .	0,28

C. A la fin d'un séjour d'une heure sous la pression de 550 millimètres :

Oxygène absorbé.	5,40	et par correction. . .	3,90
Acide carbonique produit .	5,11	— — . . .	3,69
Différence.	0,29	— — . . .	0,21

D. Après la séance qui a duré une heure et demie :

Oxygène absorbé	4,01

§ II. — Observations sur les analyses qui précèdent.

On est surpris en voyant que l'exhalation d'acide carbonique est moindre dans la dernière expérience que dans la précédente. Il y a deux raisons à donner pour expliquer cette différence. En dernier lieu nos pompes ont joué moins vite et nous avons recueilli l'air 10 minutes et même une heure après que le niveau de 550 millimètres avait été atteint. Dans l'expérience qui précède, au contraire, le vide avait été promptement établi et nous avions recueilli l'air au moment même où nous arrivions à la dépression désirée. Des résultats analogues plusieurs fois obtenus nous ont appris que le dégagement d'acide carbonique en grande proportion a lieu surtout pendant que le vide s'opère, et qu'il est plus considérable avant d'arriver à la limite d'un quart d'atmosphère. Passé ce degré de dépression barométrique, toutes nos analyses sont d'accord pour constater que l'exhalation de ce gaz diminue d'une manière progressivement sensible.

Pour donner, du reste, à mes lecteurs la mesure du degré de confiance que mes expériences méritent, je dirai comment elles ont été exécutées. En voici un exemple.

Air respiré à 570 millimètres de hauteur barométrique. — Cet air introduit dans un tube gradué en millimètres et en dixièmes de centimètre cube est desséché au moyen du chlorure de calcium. Pour cette opération j'introduis un gramme de cette substance au moyen d'un fil de fer très mince qui le tient attaché et le porte au milieu de l'air à travers la cuve à mercure. Après quatre heures d'action, le chlorure est retiré.

Je constate la présence de 50,1 centimètres cubes d'air sur 41 millimètres de colonne mercurielle. Je fais passer sur cette colonne 1,5 centimètre cube de solution de potase à 1,4 de densité. Je brasse fortement pendant deux minutes. Je laisse en repos quatre heures, après lesquelles je constate 48 centimètres cubes d'air sur une colonne de mercure et de solution équivalant à 57,7 millimètres de mercure.

J'introduis sur cette colonne un centimètre cube de solution d'acide pyro-gallique au cinquième, je brasse pendant quatre minutes et je laisse reposer quatre heures après lesquelles je constate :

42 centimètres cubes d'air sur une colonne équivalant à 78,2 millimètres de mercure.

Le baromètre s'est maintenu à 761 millimètres et la température à 13,2 degrés centigrades. Voici les résultats qui ressortent de ces données :

	c.c.
Air réduit	47,41
Azote	37,69
Oxygène restant	6,67
Acide carbonique produit . . .	3,05
Somme égale	47,41

D'où :

Oxygène absorbé	6,72 p. 100	= 5,00 après réduction.
Acide carbonique produit .	6,47	= 4,80 —
Différence	0,25	= 0,20 —

Et pour inscrire au complet cette observation, nous ajouterons que l'analyse de l'air recueilli après le bain a donné :

Air desséché	56,46
Azote	45,06
Oxygène	9,29
Acide carbonique.	2,11

D'où :

Oxygène absorbé.	4,19 p. 100
Acide carbonique.	3,73
Différence	0,46

Nous ne nous aveuglons pas au point de croire que ces analyses donnent la mesure mathématiquement exacte de l'échange des gaz dans le poumon. Nous avons fait cependant tout ce qui a dépendu de nous pour en rendre les différents résultats comparables. Ainsi nous avons presque toujours entrepris nos expériences de neuf à onze heures du matin et nous n'avons mis en présence l'une de l'autre que les analyses qui se rapportent au même sujet et pour une même séance. Nous avons aussi fait notre possible pour obtenir de l'air provenant d'une respiration qui fluctuait entre 15 et 18 mouvements par minute. Pour recueillir l'air expiré, nous nous sommes servi d'une vessie de caoutchouc non sulfuré dans laquelle l'air n'a jamais séjourné au delà d'une minute. Avec toutes ces précautions nous pouvons être certain d'avoir approché de la vérité assez pour présenter notre étude comme digne de l'attention de nos confrères.

Je pourrais augmenter cette partie de mon travail en inscrivant en détail toutes mes analyses. Je le crois inutile à l'intérêt de cet écrit, puisque toutes mes expériences sont invariables pour démontrer l'exactitude des propositions qui suivent :

§ III.— Propositions résumant les effets physico-chimiques de la respiration dans le vide partiel.

1° Lorsque l'on diminue subitement la pression barométrique autour d'un homme, le volume d'acide carbonique expiré augmente.

2° Mais si l'on réduit ce volume à celui qu'il doit avoir sous la pression normale, le poids de l'acide carbonique de chaque expiration est un peu inférieur à celui que chaque expiration donnait avant d'entrer sous l'appareil à vide. Il est incontestable, cependant, que l'on pourrait rendre ce dégagement supérieur en faisant le vide rapidement.

3° Ce dégagement insolite qui altère l'air inspiré dans une proportion plus forte qu'à l'air libre, diminue insensiblement à mesure que le degré de vide reste permanent, ou lorsqu'on fait descendre le baromètre au-dessous de 570 millimètres.

4° Cette diminution arrive à rétablir en volume le rapport habituel de l'acide carbonique dans l'air expiré ; mais il est à noter alors que ce volume représente un poids inférieur à celui de ce même gaz expiré dans les circonstances normales.

5° L'analyse de l'air expiré après le bain de vide donne un chiffre d'acide carbonique d'autant plus bas que le vide avait été poussé plus loin et avait duré plus longtemps.

6° L'oxygène s'absorbe, dans le vide partiel, dans la proportion de l'acide carbonique exhalé.

7° Il est vrai de dire, cependant, que l'absorption de ce gaz doit se représenter par un chiffre un peu moindre que celui qui établit le rapport entre lui et l'acide carbonique de la respiration normale.

§ IV. — Ce qu'il faut penser de l'excès d'acide carbonique dégagé dans les premiers moments du vide.

Il est donc incontestable que, quand on fait le vide autour de l'homme, il se fait immédiatement un dégagement d'acide carbonique donnant un volume supérieur à celui qui est constaté dans la respiration normale. Mais ce phénomène ne doit pas plus être considéré comme le résultat d'une combustion actuelle, que la diminution signalée par Pravaz dans l'air comprimé n'était la conséquence d'une combustion amoindrie. Deux causes président à cette exhalation immédiatement sensible au moment où le vide s'opère. La première est tout entière dans les combinaisons éloignées produites par la respiration antérieure, combinaisons qui donnent un certain volume d'acide carbonique dont le rejet est nécessaire. La seconde cause de ce dégagement se trouve dans la diminution de pression atmosphérique qui dilate les gaz en dissolution dans nos liquides et diminue leur densité en les laissant exister dans l'organisme sous le même volume.

Mais ces deux causes ont leurs limites d'action, la première dans le dégagement complet de l'acide carbonique appartenant à la respiration antérieure, la seconde dans l'équilibre qui s'établit entre la tension des gaz intérieurs et la pression nouvelle de l'atmosphère. Arrivée à ce point, la respiration se régularise, c'est-à-dire qu'elle donne un volume d'acide carbonique à peu près égal à celui qui a été calculé avant d'entrer dans l'appareil. Mais ce gaz est alors d'une densité moindre qu'à l'état normal, et sa quantité réelle est par conséquent diminuée en proportion de l'intensité du vide produit.

Ce dégagement excessif d'acide carbonique qui commande et produit l'endosmose de l'oxygène dans des proportions qui ne sont pas en rapport avec la pression ambiante doit enfin trouver dans la raréfaction elle-même de l'atmosphère des limites qu'il ne saurait dépasser. Il n'est pas probable, en effet, que l'air le plus appauvri puisse lui fournir toujours en oxygène des ressources capables d'alimenter sa sortie endosmosique. En continuant le vide, un moment arriverait où l'exhalation de l'acide carbonique ne serait plus qu'un fait d'infiltration et de pénétration pure à travers des tissus poreux ; ce serait le commencement de l'asphyxie. Je n'ai pas poussé mes expériences jusqu'à ces limites dangereuses ; mais les analyses que j'ai faites jusqu'à la dépression de 500 millimètres prouvent que les ressources de la respiration s'altèrent d'une manière grave à partir de 550 millimètres. Le plus fort dégagement d'acide carbonique a lieu dans le premier quart de diminution du poids atmosphérique.

Quoi qu'il en soit, si vous rendez l'air jusqu'à ce que vous ayez ramené le sujet en expérience à la pression normale, vous voyez les mêmes phénomènes se produire dans un ordre inverse. La respiration diminuée pendant que le sujet était dans le vide continue à dégager, au dehors de l'appareil, les produits amoindris de ses conbinaisons déjà faites, jusqu'à ce qu'une atmosphère plus puissante les ait progressivement augmentés. Les analyses de l'air nous donnent la preuve de l'exactitude de cette interprétation ; car l'acide carbonique se trouve en moindre proportion comme nous l'avons vu, dans l'air qu'expirent les individus qui sortent de l'appareil à vide.

§ V. — La respiration est diminuée sous l'influence du vide partiel.

Il est d'ailleurs prouvé par les expériences qui précèdent que la respiration tend à devenir moins active dès le moment qu'on a établi le vide partiel autour de l'homme. Quelle que soit la puissance de l'endosmose pour introduire d'abord dans l'organisme une quantité d'oxygène qui n'est pas en rapport avec la pression ambiante, il n'en est pas moins vrai que la tendance de ce gaz à diminuer dans l'absorption sous les appareils à vide, se remarque facilement dans l'altération des rapports de l'endosmose elle-même. Nous avons, en effet, fait observer que la différence qui existe, dans la respiration normale, entre l'acide carbonique produit et l'oxygène absorbé tend à s'effacer sous l'impression du vide.

Et pour dernier résultat, enfin, nous avons la preuve que l'acide carbonique produit, comme l'oxygène absorbé, se compte en moindre proportion dans l'air recueilli aux derniers moments du bain et après que le sujet en est sorti.

Somme toute, donc, nous pouvons conclure à la diminution des phénomènes respiratoires sans l'influence du vide partiel lentement produit et suffisamment prolongé.

§ VI. — Ce que nous avons dit démontre que l'oxygène est amoindri dans la circulation des habitants des altitudes.

Nous manquerions à notre sujet, si nous ne portions notre attention, ici, sur l'autre point de vue sous lequel nous l'avons déjà considéré. Il importe, en effet, de faire remarquer que, si dans les premiers moments où le vide s'opère autour d'un homme, les gaz qui circulent dans ses liquides tendent à s'en échapper et s'en échappent en réalité, c'est que ces gaz se trouvent en proportion amoindrie, d'une manière permanente, dans l'organisme des habitants des altitudes. Cette conséquence nous paraît rigoureuse, et quelque effort que l'on fasse pour l'éluder, relativement à l'oxygène, par exemple, en disant que ce gaz n'est pas seulement dissous, mais faiblement combiné dans nos liquides, qui ne comprend que ces combinaisons faibles sont elles-mêmes un fait de solubilité et doivent obéir à la pression atmosphérique? D'ailleurs, n'est-ce pas en faisant dégager l'oxygène du sang au moyen de la machine pneumatique, que vous donnez la preuve de son existence à l'état libre dans ce liquide?

N'allons pas plus loin sans prévenir une objection. Nous ne pouvons ignorer que pour se dissoudre dans un liquide les gaz obéissent à la pression de leur propre atmosphère. C'est ainsi que la présence de l'oxygène dans le sang devrait être directement influencée par les oscillations du baromètre, tandis que l'acide carbonique ne trouverait pas dans l'atmosphère sa propre substance pour en recevoir une compression qui augmente sa solubilité. Mais il est à remarquer, comme le dit Lehmann, que sa présence constante dans les cellules pulmonaires et dans les ramifications des bronches forme une atmosphère carbonée dont la tension s'exerce sur ce gaz du sang.

Cet habile physiologiste, donnant trop d'importance à cette considération, paraît oublier que les gaz de notre corps s'y trouvent enfermés par des tissus fort résistants qui ne leur sont facilement perméables que par des phénomènes d'endosmose. Ils y sont donc comprimés, non-seulement par eux-mêmes, mais d'une manière médiate par le poids de l'atmosphère. Lors donc que celui-ci diminue, la tension des gaz intérieurs devient relativement plus grande et leur effort pour s'échapper au dehors se mesure par le rapport qui représente cette perte d'équilibre. Il devient ainsi évident que l'endosmose respiratoire se trouve en présence d'une double condition qui lui est imposée par les appareils à vide partiel : tension exagérée du gaz qui tend à s'échapper, tension amoindrie de celui qui doit s'introduire. Le phénomène nous serait exactement, quoique grossièrement, représenté par une vessie, pleine d'eau plus que saturée d'acide carbonique, autour de laquelle nous ferions un vide partiel au moyen d'une machine pneumatique. Il est clair que l'effort du gaz pour rompre la vessie serait d'autant plus grand que la pression extérieure se trouverait plus amoindrie.

Sans doute que dans le cas de la respiration pendant que le vide partiel se fait autour d'un homme, la tension de l'acide carbonique existant dans les vésicules continue à être un des régulateurs de la sortie de ce même gaz ; mais ici ce n'est pas cette action qui domine, et nos analyses le prouvent bien. Nous remarquons, en effet, que l'acide carbonique tend à s'exhaler en excès précisément au moment même où il existe en plus forte proportion dans l'air qui encombre les voies respiratoires. Nous pouvons donc, sans crainte d'erreur, continuer nos démonstrations qui ont pris pour base l'influence de la diminution de pression sur le dégagement de l'acide carbonique pendant que le vide s'opère.

§ VII. — Deux effets contradictoires du bain de vide partiel.

Toujours est-il que, si nous voulons porter notre attention sur ce que nous venons de dire du dégagement de l'acide carbonique, nous verrons qu'il a pour conséquence deux résultats physiologiques qui paraissent contradictoires : introduction facile et diminution de l'oxygène dans le sang. Les effets sur l'homme se marquent, il est vrai, dans ces deux sens opposés à la volonté du praticien qui les mesure à sa guise : par une excitation ou par un effet débilitant. Si nous voulions produire le premier résultat, nous ferions rapidement un quart de vide sur nos sujets et, sans le soutenir, nous rendrions l'air aussi vite que la prudence pourrait nous le permettre. Celui qui recevrait un pareil bain en serait tonifié pour tout le jour. Ses fonctions se feraient avec plus de force ; les muscles agiraient avec énergie, la pensée serait plus libre et la digestion puissante.

Voulons-nous arriver à un résultat contraire ? Nos pompes agissent lentement, de manière à atteindre le vide qu'on se propose en 20 minutes au plus vite. Nous maintenons nos sujets à ce degré pendant 25 minutes au moins, et nous employons un quart d'heure à les faire revenir à la pression normale. Alors les premières séances causent un véritable abattement ; il y a lourdeur de tête, courbature dans les membres et la respiration reste suspirieuse une grande partie du jour.

Avant d'aller plus loin dans l'examen des phénomènes physiologiques qui se produisent dans le vide partiel, je commencerai par en tracer le tableau en peu de mots.

§ VIII. — Effets physiologiques du bain de vide.

1° *Le vide se fait de* 760 *à* 580 *millimètres en* 20 *minutes.* — Pendant ce temps, les mouvements respiratoires se ralentissent. On dirait que les sujets en expérience oublient de respirer. L'acide carbonique, amené au dehors par une succion véritable, fait entrer sans effort une quantité correspondante d'oxygène. On sent la poitrine à l'aise, comme débarrassée d'un poids incommode. Ce phénomène, sensible pour tous, est vraiment surprenant chez les asthmatiques. Ils respirent comme si leur maladie cédait à un enchantement. Cependant le pouls s'accélère ; on entend des craquements d'oreilles ; l'ouïe est altérée sans mélange de sensations pénibles.

2° *Demi-heure de séjour dans l'appareil sous la pression de* 580 *millimètres.* — La respiration est calme, à peu près normale, un peu plus suspirieuse à la fin de ce temps. Le pouls est toujours accéléré, mais il tend à se ralentir vers le terme de cette demi-heure. La tête est un peu lourde dans les trois ou quatre premières séances, naturelle dans les suivantes ; l'oreille est assourdie.

3° *L'air est rendu dans un quart d'heure.* — La poitrine oppressée demande impérieusement de l'air. La respiration est plus ample, plus accélérée ; le pouls se ralentit ; le corps s'affaisse, et, souvent dans les premières séances, on est obligé d'interrompre cette opération par un repos, tant est grand l'abattement qui est la conséquence de la restitution trop rapide de l'air. Ces fatigues ne se remarquent que les trois ou quatre premières fois qu'on se soumet aux bains de vide.

4° *Après l'expérience.* — On éprouve un affaissement de plus ou moins de durée, selon que le séjour dans l'appareil s'est prolongé plus ou moins. Un assourdissement peu incommode persiste souvent une demi-heure.

5° *Phénomènes plus éloignés.* — Ils sont différents, selon le degré de vide et selon la durée du séjour dans l'appareil. Après une expérience conduite avec rapidité et terminée brusquement, une excitation est produite et se prolonge la journée entière. Si le séjour dans l'appareil à vide a duré plus longtemps et si l'air a été soustrait et rendu lentement, il y a pour plusieurs heures affaissement général, douleurs musculaires, des bâillements, de la lourdeur de tête. Mais dans l'un et l'autre cas, l'appétit est excité et les digestions sont rendues plus faciles.

§ IX. — Excitation de la peau produite par les bains de vide partiel.

Ce que j'ai remarqué de plus saillant dans les résultats qui suivent les bains rapides, c'est de la chaleur, de la rougeur et un picotement peu sensible à la peau. Cette excitation, localisée sur les téguments, a quelquefois pour conséquence des sueurs abondantes pendant la nuit, acides et répandant l'odeur urineuse que l'on voit dominer dans les sueurs d'individus atteints de fièvres intermittentes. Il est donc incontestable que les bains de vide produisent une excitation de la peau. J'ai cherché à m'en rendre compte en allant au delà des explications qui consistent à lui donner pour cause une stagnation des liquides à la périphérie. En général, les engorgements veineux des capillaires ne sont pas bien propres à produire une excitation bien manifeste. Ce n'est donc pas là qu'est la vraie cause de la chaleur de la peau et des picotements qu'on y éprouve après nos bains rapides. Nous la verrions plutôt dans la présence exagérée de l'oxygène, qui porterait son action sur les tissus sous-cutanés. Il est en effet incontestable que, sous les appareils à vide, la sortie anormale d'acide carbonique par le poumon fait passer dans la circulation une quantité d'oxygène, je ne dirai pas plus grande qu'à l'état normal, mais qui n'est pas en rapport avec sa solubilité habituelle sous une pression amoindrie. Il en résulte une contradiction manifeste avec les lois physiques ordinaires. Cet état insolite ne peut durer.

La nature prévoyante a posé des lois qui rendent nos tissus imperméables à l'oxygène dans le sens d'un courant vers l'extérieur. Il en devait être ainsi à propos de l'élément primordial de notre existence, dont la sortie ne pouvait pas être livrée aux hasards d'un accident vulgaire. Mais lorsque ce gaz éprouve dans nos liquides une tension supérieure au poids atmosphérique, sa docilité inévitable envers les lois de l'équilibre le porte vers les limites de son orbite d'action, c'est-à-dire vers les surfaces extérieures. Je suis d'autant plus fondé à croire que cette interprétation est conforme à la réalité, que la présence de l'oxygène en excès sous les téguments est alors manifeste par un surcroît d'activité qui n'est pas habituelle. Ce n'est pas seulement par les effets immédiats qu'on en est averti, mais on dirait qu'une combustion plus active y appelle et y régularise les dépôts adipeux dès longtemps absents ; car il n'est pas rare de voir que les sujets engraissent sous l'influence des bains de vide partiel.

Ainsi donc, pendant que, sous nos appareils, l'acide carbonique diminue dans le sang en s'échappant au dehors, l'oxygène qui reste libre est soustrait à ses centres d'action, sans qu'il en résulte une perte absolue, et souvent avec profit pour des fonctions malades, comme nous aurons occasion de le démontrer plus loin.

§ X. — État de la peau chez les habitants des altitudes.

On aurait tort de croire que cette interprétation s'applique aux hommes qui vivent sur les altitudes. Elle se rattache à un phénomène passager qui est lui-même la conséquence de faits inhérents au temps où le vide s'opère, et aux heures limitées qui suivent cette opération. Mais lorsque le vide partiel est dès longtemps stationnaire, l'équilibre des gaz est établi ; leur diminution est partout, et leur excès ne se peut remarquer nulle part. Ce qu'on nous dit donc de l'excitation de la peau propre des habitants de l'altitude est une pure illusion de l'esprit, une idée mal déduite, par suite d'une analogie de situations mal comprise. Le fait est que sur les altitudes la peau est pâle, froide, affaissée, presque sans vie, disons sans vie absolument, car je ne pense pas qu'il y ait de pays au monde qui offre plus de cas de gangrène spontanée que le plateau central du Mexique.

§ XI. — Influence générale de la densité et du poids de l'air pour régulariser l'hématose.

Après ce que nous venons de voir, nous pouvons, je crois, conclure que le poids et la densité de l'air méritent de figurer parmi les régulateurs de la respiration. On n'a pas besoin, pour se convaincre de cette vérité, de s'appuyer uniquement sur les résultats d'expériences de physique pure ou sur les observations faites sur les lieux élevés. Les phénomènes physiques qui se lient en tous lieux à la respiration prendront soin de nous instruire à cet égard, si nous voulons ouvrir les yeux en leur présence.

La pression, en effet, et la densité de l'air que nous respirons sont toujours en rapport avec la chaleur que nous devons produire. Ainsi l'air respiré à 0 degré monte à 30 degrés au moins dans l'intérieur du poumon, ce qui revient à dire qu'il augmente de 0,1 de son volume. Or, cette dilatation est-elle possible sans qu'il en résulte une pression véritable pour l'organe dans l'intérieur duquel elle a lieu? Mais cette dilatation a pour mesure, en même temps que la chaleur de notre corps, l'intensité du froid extérieur. Nous sommes donc fondé à avancer que, plus nous avons besoin de produire de calorique, c'est-à-dire absorber d'oxygène, plus l'air extérieur fait de pression dans l'intérieur de nos poumons. Pression avec densité de l'air et production d'acide carbonique sont donc deux phénomènes qui se lient en rapports directs dans les causes et les résultats de la respiration ordinaire en tous lieux. Est-il probable que la nature les ait ainsi unis l'un malgré l'autre, au lieu d'avoir en cela suivi les lois de la logique vitale?

§ XII. — Conclusions.

Après tout ce que nous venons de voir, on me concédera, sans doute, qu'en effet, les atmosphères dont le poids et la densité sont amoindris, doivent altérer l'hématose; mais on dira qu'un air imparfait a son remède instinctif et inévitable dans une respiration plus active. C'est une pure supposition. Le fait est que les mouvements de la poitrine ne sont pas plus amples, et qu'ils sont peut-être moins rapides sous l'impression d'une atmosphère moins oxydante. Et, en fût-il autrement, la respiration s'activât-elle sous le rapport des mouvements, vous n'arriveriez pas à détruire les lois immuables de la physique en faisant dissoudre dans le sang une quantité de gaz qui dépasse les lois de l'équilibre de pression, et vous en resteriez toujours à cette conséquence : la somme d'oxygène dans la circulation est plus ou moins forte, selon qu'il s'y trouve plus ou moins comprimé.

Je pense qu'il serait exact de dire, qu'en outre de la quantité d'oxygène continuellement renouvelée par la respiration, il est une quantité moyenne et permanente de ce gaz qui ne baisse guère au-dessous d'un certain chiffre. Elle est à la fois dissoute et faiblement combinée dans le sang. Comme partie dissoute, elle obéit à la pression barométrique, et est en rapport avec elle; comme partie combinée, elle suit la fluctuation du nombre des globules. La première diminue sur les altitudes, la seconde est amoindrie chez les chlorotiques; mais sur les hautes stations, de même que dans la chlorose, le système nerveux imparfaitement stimulé par l'agent vital présente des désordres qui ne manquent pas d'analogie. On peut s'en convaincre en lisant ce que j'ai dit des altérations nerveuses qui se rapportent aux altitudes, et en les comparant à ce qui se passe au niveau des mers chez les chloro-anémiques.

Les altitudes affaiblissent à la manière des saignées. Celles-ci, diminuant les globules, enlèvent une partie des éléments qui retiennent l'oxygène; celles-là, diminuant la pression, changent la densité du même gaz retenu dans le sang. Et les résultats sont souvent identiques.

Nous n'avons donc pas tiré une conséquence forcée en attribuant à une altération de l'hématose l'état d'affaissement et l'acclimatement difficile de la race blanche qui habite les altitudes au delà de 2000 mètres. Voyons maintenant les avantages que nous pouvons retirer de notre étude sur l'air artificiellement raréfié pour le soulagement des maladies; mais auparavant, voici quelques propositions qui feront disparaître la confusion de ce chapitre en mettant en saillie les idées qui le dominent :

1° Le séjour permanent et le séjour momentané dans le vide partiel portent atteinte à l'endosmose respiratoire.

2° Quand on fait le vide autour d'un sujet en expérience, le dégagement forcé d'acide carbonique produit par la succion domine l'endosmose respiratoire et fait entrer dans l'économie une quantité d'oxygène qui n'est pas en rapport avec la pression barométrique ambiante.

3° Mais cette quantité d'oxygène ne dépasse pas celle qui était respirée avant l'expérience ; on peut dire seulement que, pendant que le vide se fait et pourvu que la dépression barométrique n'aille pas au delà de 580 millimètres, l'homme continue à consommer presque la même quantité d'oxygène que dans la respiration normale.

4° Il est cependant hors de doute que l'endosmose est altérée ; car la différence qui existe, sous la pression barométrique absolue, entre l'acide carbonique produit et l'oxygène absorbé, se représente sous le vide par un chiffre moins élevé.

5° Par un séjour plus prolongé sous les appareils à vide partiel, la dépression restant uniforme, le dégagement d'acide carbonique diminue, et cette diminution dure pour quelque temps encore après que les sujets sont sortis des appareils.

6° Les résultats qui précèdent se constatent, dans tous les cas, dans le sens et dans l'ordre indiqué ; mais des prédispositions individuelles en font varier l'intensité.

7° De la constance de ces résultats on peut conclure que la partie d'acide carbonique qui est retenue dans nos liquides comme fait de solubilité, diminue sous le vide partiel.

8° On peut conclure aussi que cette docilité de l'acide

carbonique, pour obéir aux lois physiques résultant de l'équilibre de pression, est imitée par l'oxygène dont la partie dissoute diminue dans le sang sous une pression barométrique amoindrie.

9° De ce qui précède naît la conviction que les habitants des altitudes possèdent moins de gaz en circulation que les hommes qui vivent au niveau de la mer.

10° Mettant de côté la question de savoir si, au milieu d'atmosphères de densités variables, la respiration puise ou non une dose uniforme d'oxygène, il est incontestable que la partie dont nos liquides ne sont jamais privés y existe sous une densité moindre quand le vide partiel est fait autour de l'homme.

11° Quels que soient, par conséquent, les efforts que fasse la nature pour s'approprier sous le vide partiel les quantités normales d'oxygène, elle n'y réussit que d'une manière apparente et pour quelques instants seulement, et en somme les altitudes comme les atmosphères artificiellement raréfiées sont l'occasion d'une vraie *diète respiratoire*.

CHAPITRE III.

L'AIR RARÉFIÉ DANS SES RAPPORTS AVEC LA THÉRAPEUTIQUE.

§ Ier. — Les stations thérapeutiques des montagnes.

Les pays de montagnes agissent sur la santé de différentes manières, selon la hauteur, la durée du séjour et le genre d'exercice.

1° *La hauteur*. — Ce que nous venons de voir dans l'étude qui précède indique assez nos sentiments sur l'air et la respiration des pays montagneux. Quelle que soit notre pensée relativement à l'influence des localités, on pense bien que nous prenons l'altitude pour base principale des considérations qui se rattachent aux climats de montagnes. Nous croyons même que toute étude qui s'écarte de ce point de départ rend sans valeur et remplit de confusion ce qu'on pourrait imaginer de plus attrayant sur ce sujet trop souvent mal compris. Aussi diviserons-nous cette partie de notre travail en trois zones horizontales qui nous permettront de considérer l'homme aux prises 1° avec l'air pur et presque pas affaibli d'une altitude qui ne dépasse pas 500 mètres; 2° avec l'atmosphère sensiblement diminuée qui s'approche de 1000 mètres ou dépasse fort peu cette hauteur; 3° enfin, avec l'air qui avoisine le terme extrême des stations européennes, d'environ 2000 mètres d'altitude.

A. — Appliquons d'abord nos principes aux effets de la hauteur la plus modérée. Il est un fait pour nous irrécusable, c'est que l'air, à son *maximum* de pression, s'il est vicié par des émanations urbaines insalubres, loin d'être un agent parfait d'hématose, est, au contraire, un obstacle à la sortie de l'acide carbonique et au libre passage de l'oxygène dans le sang. C'est ainsi que les atmosphères des grandes villes et des vastes ateliers de l'industrie appauvrissent la circulation et prédisposent aux états anémo-chlorotiques. En leur substituant l'air pur des basses montagnes avec sa pression légèrement amoindrie, sans qu'un changement grave dans la densité en ait altéré fortement les éléments constituants, on donne un accès plus libre au dégagement d'acide carbonique, doublement appelé alors au dehors par la diminution du poids ambiant et par la quantité encore suffisante d'oxygène, dont l'introduction est inséparable de la sortie de l'autre gaz. Ce n'est donc pas là un appauvrissement, mais un perfectionnement apporté à l'hématose. Aussi les habitants des grands centres de population se trouveront-ils fortement reconstitués, et puiseront-ils de sérieux éléments de vie sur cette zone peu éloignée de la base des montagnes.

Quand elle ne dépasse pas la hauteur de 500 mètres, elle mérite réellement les qualifications de tonique et de fortifiante, surtout si on la considère dans ses effets sur les individus qui n'y passent que les saisons vernales.

B. — Mais si nous nous éloignons du niveau de la mer pour atteindre ou dépasser de fort peu la limite de 1000 mètres, nous cesserons d'ajouter foi, d'une manière générale, à l'action reconstituante des pays montagneux. Sans doute, il est des sujets dont les fonctions respiratoires s'accomplissent avec une perfection démesurée sous la pression barométrique absolue, et qui trouveront au milieu de cet appauvrissement atmosphérique un calme inusité. Mais ce bien est réservé uniquement aux personnes irritables, excitées plutôt qu'affaiblies par le tourbillon des affaires et des passions des villes populeuses.

C. — Quant à l'élévation de 2000 mètres, elle devrait être réservée aux sujets atteints d'affections graves de poitrine, aux phthisiques, aux gens qui souffrent de bronchites chroniques, d'emphysème. On devrait demander à cette altitude l'influence bienfaisante qu'on recherche pour des affections chroniques d'un élément inflammatoire puisé au milieu des atmosphères du niveau des mers. Quel que soit l'appauvrissement de leur constitution, les sujets atteints de ces maladies ont trouvé sous ces atmosphères alourdies une stimulation trop puissante qui les consume. L'altitude de 2 kilomètres serait, pour eux tous, un calmant général de la plus haute valeur, et, pour les malades atteints d'affections chroniques de poitrine, un sédatif local, un véritable topique dont les bienfaits ne pourraient être obtenus au même degré par aucun autre moyen.

Mais gardez-vous de ranger cette zone élevée parmi les agents toniques et corroborants. Elle altère, au contraire, d'une manière sérieuse les forces de la vie, et mérite d'être classée parmi les moyens hyposthénisants.

2° *Durée du séjour.* — Le tableau que nous venons d'esquisser rapidement des différentes propriétés des climats de montagnes, selon l'altitude, paraît être en contradiction avec les assertions d'un confrère des plus estimables, M. Lombard (de Genève). Mais peut-être nos opinions ne diffèrent-elles que dans le point de vue sous lequel la question est considérée. Aussi arrivé-je maintenant au point essentiel qui se rattache à la durée du séjour. Tel climat, débilitant pour celui qui y passe la vie entière, est excitant pour l'individu qui n'y fait qu'un séjour momentané. Cette proposition est surtout vraie relativement aux pays montagneux d'une grande élévation. Pour un touriste, en effet, qui ne respire que peu de temps les atmosphères raréfiées des hautes montagnes, ces localités sont excitantes en ce sens qu'elles sont profondément perturbatrices. Pour nous en convaincre, il suffit de porter l'attention sur les principes que nous avons précédemment énoncés. Sous l'influence de la raréfaction de l'air, dans les voyages ascensionnels rapides, le dégagement puissant d'acide carbonique soutient l'hématose, aidée aussi par les inspirations forcées que le mouvement et la fatigue rendent inévitables. La marche des gaz vers la périphérie excite les téguments. Mais si l'on gagne des régions trop élevées, les nouvelles conditions faites alors à l'organisme agacent le système nerveux. Il y a de l'agitation sans vigueur pour la seconder, on veut penser, et l'idée s'émousse; on se porte sur l'aliment avec voracité, et l'estomac le digère avec peine.

Cet état deviendrait de la prostration avec la durée du séjour. Ce n'est que de la perturbation excitatrice si le voyageur se hâte de revenir à son point de départ du niveau des mers. Il ne restera du voyage que les conséquences d'un travail exagéré du système absorbant, une stimulation profonde résultant actuellement du contact d'une atmosphère puissante un moment abandonnée, un grand appétit, des contractions vigoureuses de la fibre musculaire, des digestions parfaites, et une grande aptitude à l'exercice.

3° *L'exercice dans les pays de montagnes.* — C'est, en effet, le mouvement qui est le grand régulateur des effets qu'on doit attendre du séjour dans les localités montagneuses; par lui, vous pouvez affirmer l'action puissamment corroborante de toutes les stations élevées. Pour nous en convaincre, plaçons un sujet affaibli à 900 mètres d'élévation, établissons-y pour deux mois sa résidence d'été. Autour de lui serpentent de ravissantes promenades sur le penchant de montagnes pittoresques. Ces chemins s'élèvent en serpentant, tantôt suivant un escarpement qui fatigue, tantôt s'avançant dans une direction horizontale qui délasse. L'aspect des paysages, l'attrait d'une société souvent égayée par cette vie nouvelle, la nécessité enfin de *tuer* son temps, comme on dit, poussent insensiblement le promeneur, qui ne fait plus cas des distances. Cependant l'ascension se prolonge, et plus de 300 mètres sont franchis. Pendant ce temps, la fatigue et les efforts ont donné aux mouvements respiratoires une activité qui n'est pas habituelle. Le poumon s'est amplement et souvent rempli d'air, et comme, à chaque instant, une diminution dans le poids de l'atmosphère est venue faciliter de plus en plus la sortie d'acide carbonique, il entre dans cet organisme une quantité inusitée aussi d'oxygène. Le travail d'absorption a augmenté sous la double impression de l'exercice et de la succion, les fonctions de la peau se sont considérablement activées.

Terminez cette promenade par un brusque retour. Vous aurez obtenu par l'exercice ce que l'altitude par elle-même vous eût refusé : une respiration parfaite, une dérivation puissante à la peau, une nutrition exceptionnelle.

Aussi n'est-il rien de plus important que de graduer ce point essentiel de l'hygiène, qui doit régler le séjour dans les stations thérapeutiques de montagnes. Le poitrinaire doit respirer le moins possible ; qu'il se repose, et ses poumons puiseront une action sédative dans la raréfaction de l'air. Les gens de lettres affaiblis par les veilles ont besoin d'activer la respiration sans chercher des excitations perturbatrices ; qu'ils montent à cheval, ils se ranimeront sans fatigue. Les anémiques peu irritables, les sujets atteints de dyspepsie, les gens qui souffrent d'affections inflammatoires légères et chroniques, demandent des perturbations, des excitations, des dérivations à la peau ; qu'ils s'agitent, qu'ils marchent, qu'ils gravissent des monts escarpés.

Par le peu de mots qui précèdent, nous espérons qu'on aura suffisamment compris notre pensée sur l'action de l'air naturellement raréfié, dans ses rapports avec les malades qui vont, pendant une saison d'été, demander leur santé perdue aux climats de montagnes.

§ II. — Effets du séjour permanent.

Dans l'ouvrage que nous avons précédemment publié, cette question a été envisagée au point de vue d'un séjour plus prolongé. Qu'on me permette d'en reproduire les conclusions.

« Pays merveilleusement propre au genre d'étude auquel nous venons de nous livrer, le Mexique nous présente tour à tour l'homme aux prises avec les chaleurs torrides, environné souvent des émanations terrestres ou maritimes les plus malfaisantes, et ce même homme, non loin des neiges éternelles, cherchant dans un air pur, mais raréfié, la vie qui végète mal à l'aise au milieu d'un élément trop imparfait. De sorte que, séparés par quelques lieues seulement, la température la plus élevée des tropiques y donne la main au froid extrême, et les ondulations d'un niveau capricieux font changer à chaque pas l'aspect de la végétation et des hommes.

» Ici, les élans impétueux quoique passagers des tempéraments du niveau des mers ; là, l'inerte apathie physique et l'abattement moral des altitudes. Les réactions inflammatoires vives et puissantes, d'une part, sous l'influence d'un oxygène comprimé ; la défaillance, d'un autre côté, sous l'action affaiblie d'une atmosphère dont la force s'est amoindrie dans les proportions de sa densité ; et comme terme moyen entre ces phénomènes opposés, le jeu franc des organes et la vie s'épanouissant à l'aise dans toute sa vigueur au milieu de l'atmosphère humide de la *tierra templada*.

» A mesure que l'endosmose respiratoire s'affaisse sur les altitudes, l'innervation se trouble, le sang, appauvri d'oxygène, ne stimule plus qu'imparfaitement le système nerveux dont les fonctions s'exécutent sans énergie, souvent avec désordre, jamais dans ce juste équilibre qui devrait régulariser les rapports entre les actes volontaires et la vie végétative. Les sensations s'émoussent ou s'exagèrent; le caractère s'aigrit ou s'affaisse; la pensée est un travail; le jugement est trop souvent le résultat d'une appréciation injuste. La nutrition s'altère partout, et les organes avertissent par la douleur ou par le désordre de leurs fonctions qu'ils marchent en dehors de leur destinée.

» Alors aussi le sang mal aéré séjourne outre mesure en tous lieux. Les tissus trop vasculaires en restent engorgés, et la congestion s'en empare. C'est ainsi que le foie est troublé dans ses fonctions, et que l'engorgement veineux du centre cérébro-spinal est la source de malheurs si souvent observés.

» En même temps, au milieu de cet affaiblissement général par l'absence de stimulant atmosphérique, la barrière reste ouverte à toutes les causes capables de produire dans l'organisme un état adynamique ou putride. Le typhus s'insinue sans obstacle et travaille sans résistance.

» De sorte que, sous l'influence de l'air raréfié de l'altitude, la pathologie se dépeint dans un premier tableau dont l'adynamie forme le fond. Là se groupent les névroses de tout genre, les névralgies, les congestions, les fièvres adynamiques et putrides.

» C'est encore sur cette impuissance de l'organisme à réagir sur les causes de mort que vient se placer la pneumonie, dont les effets funestes et trop souvent mortels attestent la défaillance des forces sous l'influence d'une endosmose respiratoire qui ne répond pas à nos besoins.

» Ainsi donc l'abattement physiologique que l'idée d'une

hématose imparfaite fait naturellement prévoir, et dont l'expérience indique irrévocablement l'existence sur les altitudes, domine la maladie comme la santé, et imprime à la pathologie un cachet d'originalité digne du plus vif intérêt.

» D'autre part, l'endosmose respiratoire affaiblie, coïncidant avec une diminution de la tuberculisation pulmonaire, ouvre une voie nouvelle aux considérations propres à jeter les bases d'une étude originale sur cette maladie redoutée.

» Et sans jamais s'écarter ni de la réalité des faits, ni de la sévérité d'une observation riche en déductions utiles, l'esprit se porte tour à tour des altitudes au niveau des mers, et découvre un intérêt vraiment saisissant et presque poétique dans ces nuances diverses de la santé et de la maladie qui suivent les caprices d'une géographie exceptionnelle.

» Et s'arrêtant avec prédilection sur les lieux élevés, qui sont le but principal de cette étude, l'observation y découvre partout une défaillance dans la vie en rapport avec l'appauvrissement de l'atmosphère. Il faut donc à l'homme, n'en doutons pas, tous les éléments qui constituent l'air respirable au niveau des mers, pour que les phénomènes de la vie puissent s'exercer régulièrement d'après les lois posées par la nature, et se développer dans les termes de force et de durée que la Providence a réglés dans sa sagesse. »

§ III. — L'altitude comme préservatif de maladies.

Ce qui domine le fond de ce tableau, c'est l'affaissement que l'on remarque dans les maladies des altitudes comme dans l'état physiologique de l'homme sain. Les inflammations vives n'y sont possibles qu'à la condition de n'être pas durables, ce qui exclut la chronicité de ce type pathologique. Dans mon travail, dont je viens de transcrire les conclusions, j'ai fait voir l'influence heureuse des localités élevées sur la production et la marche de la phthisie pulmonaire. Cette maladie s'observe cependant sur les altitudes, mais seulement dans la basse classe du peuple où elle ne compte que pour un chiffre minime dans les causes de la mortalité. Elle est extrêmement rare parmi les gens aisés qui suivent les règles d'hygiène. Les étrangers qui ne varient pas leur séjour et résident constamment sur les points élevés du plateau en sont généralement préservés. Plusieurs y guérissent de cette maladie acquise dans d'autres lieux avant l'arrivée des sujets sur les hauteurs de la Cordillère.

Cette préservation est d'autant plus frappante que la tuberculisation est très commune et très aiguë à la base de ces mêmes montagnes. Elle a lieu de surprendre encore parce qu'elle s'observe dans des localités où les pneumonies figurent pour le chiffre le plus élevé dans la statistique mortuaire. Si cette immunité n'est pas absolue, elle est remarquable à un point extrême.

§ IV. — Application de l'air artificiellement raréfié.

Il était bien naturel de chercher à se rendre compte de cette influence heureuse. C'est ce que je me suis efforcé de faire dans mon livre sur les altitudes de l'Amérique tropicale. Aujourd'hui, je prétends réduire la question aux effets thérapeutiques de l'air artificiellement raréfié. Je ne suis pas le premier à parler de l'application de ce moyen.

Mais je ne crois pas m'écarter de la vérité en affirmant que personne n'a pu, plus que moi, observer et raisonner l'action des atmosphères modifiées par des degrés variés d'altitude. Un séjour de dix-neuf ans dans la république mexicaine m'a permis de porter tour à tour mon attention sur les habitants du niveau des mers et sur les hommes qui, fixés sur le plateau de la Cordillère, passent leur vie entière au milieu d'un atmosphère qui a perdu un quart de son poids.

C'est en m'appuyant sur les observations faites au milieu d'une clientèle nombreuse, à des niveaux variés, que j'ai entrepris d'enrichir la thérapeutique d'un puissant moyen de guérison. Dans ce premier aperçu, nous exposons les bases de la médication pneumatique. Dans un second travail qui ne se fera pas attendre, nous publierons les faits cliniques qui s'y rattachent et qui confirment nos prévisions au delà de nos espérances.

§ V. — Le bain de vide comparé aux grandes ventouses.

On me dira que ce n'est pas là un moyen thérapeutique nouveau. Les grandes ventouses Junod nous ont depuis longtemps initiés aux secrets de ce traitement. Je ne saurais permettre cette confusion entre le vide appliqué partiellement sur le corps de l'homme et la raréfaction de l'air changeant sensiblement le poids de l'atmosphère dans laquelle le corps tout entier se trouve plongé librement.

Dans le premier cas, en effet, que faites-vous? Vous donnez à vos appareils pour paroi des tissus vivants, des téguments poreux à travers lesquels les substances gazeuses peuvent s'infiltrer et établir des courants. Les lois de l'équilibre pousseront donc vers les récipients vidés les gaz qu'une solubilité naturelle ou des combinaisons éphémères retenaient dans nos liquides en proportion d'autant plus grande que le poids ambiant était lui-même plus élevé. Mais, dans ce courant anormal, le mouvement des gaz produit par la succion n'a d'autres limites que la cessation du vide lui-même ; car si celui-ci est assez fort ou constamment renouvelé, l'air extérieur agissant librement sur les parties découvertes, imprègnera les tissus à mesure de leurs besoins et fournira sans cesse un aliment à ce courant accidentel de l'extérieur vers le récipient qui forme vos ventouses. Dans cette migration des gaz à travers nos organes la marche ne se fait pas isolément ; les gaz procèdent par dissolution et l'on ne saurait comprendre que les liquides auxquels ils sont liés restassent absolument étrangers à ce mouvement. Aussi les voit-on suivre la direction du courant gazeux et engorger fortement les tissus qui se trouvent sous les appareils. C'est même à ce mécanisme, à cet appel, à cet engorgement de sang que vous demandez tous les effets thérapeutiques des grandes ventouses. Vous prétendez dégorger des organes éloignés au détriment d'autres parties pour lesquelles la congestion n'est pas à redouter.

Et ce n'est pas seulement ce courant gazeux qui détruit l'équilibre des liquides ; il ne fait qu'en accélérer les désordres ; car, d'eux-mêmes, les liquides du corps attirés par le vide pousseront les parties molles vers les récipients et s'y accumuleront avec elles autant que le pourront permettre les tissus qu'ils imbibent. Et tout cela, la ventouse n'a pu le produire qu'en rendant inégales la pression atmosphérique extérieure et la pression anormale dont elle est la cause et la mesure.

En est-il ainsi lorsque vous plongez le corps tout entier dans une atmosphère rendue moins dense ? Nous avons souvent entendu dire que l'*habitude* de vivre sur les lieux élevés appelle le sang vers les parties périphériques et que c'est là la cause des maladies fréquentes de la peau et d'hémoptysies graves parmi les habitants des altitudes. Un pareil jugement ne soutient pas l'épreuve d'un examen sérieux. Les liquides assujettis aux lois de l'équilibre, à quel principe doivent-ils obéir ? A la pesanteur et à rien de plus. C'est encore la pesanteur qui les guide dans leurs mouvements pour lesquels ils rencontrent une résistance dans l'air atmosphérique qui y produit bien souvent des désordres. Or, cet obstacle et ces désordres doivent être d'autant plus sensibles que l'air lui-même a plus de densité. Lors donc qu'on veut faire intervenir le degré de pression barométrique comme cause d'obstacle au cours du sang et à son libre retour vers le centre, je ne saurais comprendre que cet obstacle fût plus grand lorsque la pression barométrique est diminuée. Je n'ai pour ma part au contraire, nulle peine à comprendre que la légèreté de l'air considérée dans ce sens devrait augmenter la marche physique des liquides et leur libre retour vers le cœur.

§ VI. — Les congestions et les hémorrhagies dans leur rapport avec l'air raréfié.

Et en réalité, sur les grandes altitudes, la peau est habituellement décolorée et si elle est souvent le siége d'affections morbides, cela tient uniquement à des phénomènes d'évaporation. Quant aux hémoptysies, je ne sache pas qu'elles y soient plus communes qu'au niveau des mers où elles sont, le plus souvent, le résultat d'une trop grande activité respiratoire. Au Yucatan, sur les bords du golfe, les hémoptysies sont plus fréquentes que sur le plateau.

Et cependant il est incontestable que l'ascension rapide

dans les airs produit des hémorrhagies périphériques. Nous le savons ; mais ce n'est pas par une expansion qui leur soit propre que les liquides, en ce cas, se trouvent appelés vers l'extérieur. Il faut donc le répéter ici : en diminuant rapidement le poids de l'air qui environne le corps de l'homme, nous diminuons en proportion la solubilité des gaz qui se trouvent dans le sang. Ceux-ci rendus libres en partie cherchent une issue au dehors et entraînent avec eux les liquides auxquels ils se trouvaient unis. Mais cette migration de leur part se fera sans désordres si les progrès vers la raréfaction se font eux-mêmes lentement et sans secousses. Quand ce mouvement gazeux a cessé, le cours du sang doit se régulariser.

Lors, donc, que par le secours de nos appareils pneumatiques nous faisons le vide partiel autour d'un homme, un désordre circulatoire aurait ses raisons d'être dans le mouvement trop rapide de nos pompes. Quelque prudence que nous nous efforcions de mettre dans cette partie de nos opérations, il est certain qu'un désordre circulatoire est inévitable, mais il importe beaucoup d'en connaître la cause immédiate pour en juger l'importance réelle. Ce ne sont pas les liquides par eux-mêmes qui pourraient affluer vers la périphérie ; ils ne le peuvent sous nos appareils que parce qu'ils obéissent aux mouvements des gaz. Abandonnés par eux, ils rentrent dans l'ordre habituel. Rapprochant maintenant cette explication du phénomène des hémoptysies, nous avons grande raison de dire que le poumon est, de tous les organes, celui qui doit se congestionner le moins au moment où le vide s'opère, parce qu'il est, entre tous, celui qui laisse échapper les gaz avec le plus de facilité. C'est là sa fonction, et nous avons prouvé par nos analyses qu'il s'en acquitte à merveille pendant qu'on fait le vide. Cet organe devrait se congestionner sous une pression pneumatique exagérée comme il se congestionne quand on lui fait une atmosphère d'acide carbonique ; mais sa fonction indique qu'il doit se dégorger quand les gaz s'en échappent librement.

Nous ne saurions donc nous arrêter à la crainte de congestionner le poumon en faisant le vide autour d'un homme. Si ce genre de congestion se remarque quelquefois sur les grandes élévations parmi les gens qui les habitent, elles tiennent aux prédispositions de tout l'organisme pour ce genre d'affections par suite d'une sanguification dès longtemps imparfaite. Quant aux bains de vide partiel, ils ont plutôt la propriété de produire l'effet contraire, comme nous le voyons arriver tous les jours chez nos malades. Quoique les intentions de cet écrit ne se rattachent pas à la clinique, je ne saurais m'empêcher de présenter l'exemple du même malade dont plus loin nous avons à nous occuper à propos d'analyses. Il doit être choisi entre tous parce qu'il n'est pas possible de présenter un cas qui ait offert l'observation d'hémoptysies plus fréquentes. Le jour qu'il s'est présenté à moi pour la première fois, les craquements étaient si nombreux, si étendus, la matité si grande, le souffle si fort, la résonnance de la voix si considérable, qu'il était facile de voir un état congestif qui rendait une hémorrhagie imminente. Non-seulement il n'y a pas eu d'hémoptysie, mais le malade a respiré plus librement après le premier bain. Aujourd'hui, après dix séances, sa toux est diminuée de moitié ; l'air circule presque sans craquement dans la partie malade ; la matité est moindre et bien moindre aussi la résonnance de la voix.

Ce qu'une sage prévision me permettait d'espérer se réalise donc dans la pratique : le poumon se dégorge sous l'influence du vide partiel.

Ce que l'on dit des congestions cérébrales sous le vide

n'est pas moins dénué de fondement. Le raisonnement et les faits vont nous le prouver. Ce que veulent tous les organes pendant que le vide s'opère, c'est se débarrasser de l'excédant des gaz qui imprègnent nos liquides. Pour arriver à leurs fins, où ces gaz iront-ils affluer ? Sans doute vers les lieux qui leur offrent un libre passage. Je ne crois pas que personne puisse penser que l'enveloppe crânienne avec les membranes qui la tapissent intérieurement soit la voie la plus perméable pour ce libre écoulement gazeux. Nous sommes en droit de croire, au contraire, que si les gaz ne trouvent pas un obstacle insurmontable pour sortir par cette voie, ils ont un écoulement incontestablement plus facile par les grands vaisseaux qui sortent de la tête. En se dilatant dans l'intérieur du crâne, ils s'opposeront donc à l'afflux des artères, et pousseront avec eux, en l'accélérant, le sang des grosses veines. De la sorte, je comprends qu'au lieu de congestion on ait affaire à une diminution dans la plénitude des vaisseaux intra-crâniens. S'il en était ainsi, que devraient éprouver les sujets soumis au bain de vide partiel ? Des phénomènes se rattachant à l'ordre des impressions susceptibles d'être corrigées par l'habitude. C'est en effet ce qui arrive. A la première séance passée sous nos appareils, la tête est lourde ; le sommeil est presque irrésistible ; il y a souvent céphalalgie quelques heures après la séance, mais on éprouve plutôt des impressions étranges, variables, qui ne sont pas de la douleur. Ce qui est très remarquable, c'est que ces phénomènes ne se présentent qu'à propos des trois ou quatre premières fois que l'on fait usage de nos bains. S'ils étaient la conséquence d'une congestion, celle-ci trouvant sa raison d'être à chaque séance produirait toujours des effets identiques, et, selon toute probabilité, chaque fois plus forts et plus durables. Dès lors que ces phénomènes ne sont pas constants, on peut affirmer qu'ils appartiennent à l'ordre des impressions nerveuses que l'habitude fait disparaître. Nous croyons donc que, sous le vide partiel, il y a plutôt anémie que hypérémie cérébrale. La congestion serait plus sérieusement à craindre sous l'impression de la rentrée de l'air, si cette partie de nos opérations n'était pas sagement conduite.

§ VII. — De la phthisie pulmonaire et de son traitement par les bains de vide partiel.

Et maintenant que nous avons dissipé les doutes sur des dangers imaginaires, nous pouvons nous occuper plus librement des avantages que l'on peut retirer du bain de vide partiel. La tuberculisation pulmonaire se place au premier rang parmi les affections qui méritent d'exciter en nous le plus vif intérêt. C'est par elle que nous commencerons cette dernière partie de notre étude, et c'est à elle que nous la consacrerons presque tout entière.

On a beaucoup agité la question de savoir quelle est la part d'influence de l'atmosphère dans la production et la marche de la phthisie. Peu de médecins ont voulu croire que cette affection se liât d'une manière essentielle à l'absorption de l'air. Mais personne ne paraît nier que cette influence existe, car tout le monde envoie les poitrinaires à la recherche d'un air nouveau. Il y a donc, même parmi les incrédules, plus qu'une routine certainement, une foi innée dans les bons effets de certaines atmosphères sur la marche du tubercule. Il serait temps de chercher à établir sur des bases certaines la vérité relative à la nature de cette influence.

§ VIII. — L'air expiré par les poitrinaires. Le rapport entre l'acide carbonique produit et l'oxygène absorbé.

On a cherché la somme de force de la respiration chez les phthisiques. Les expériences donnent pour résultat une quantité d'acide carbonique inférieure à celle de la respiration normale.

Mais je ne crois pas juste d'en tirer la conséquence que les combustions soient diminuées chez les poitrinaires. Il est vrai que, dans l'état de santé parfaite, le dégagement d'acide carbonique est la mesure certaine des combinaisons qui se sont opérées sous l'influence de l'atmosphère; mais le chiffre n'en est exact qu'autant qu'on l'augmente de 0,60 pour 100, nombre qui correspond d'ordinaire à la différence entre l'acide carbonique produit et l'oxygène absorbé, et donne ainsi la somme d'activité à laquelle la combustion s'est élevée. Ce qui, eu égard à la respiration, représente la santé parfaite, ce n'est absolument ni telle quantité d'acide carbonique produit, ni telle autre d'oxygène absorbé, mais bien l'uniformité du rapport entre les deux. Ce rapport, en effet, se lie en grande partie, il est vraï, à l'hydrogène brûlé des aliments, mais aussi à la combustion généralement moins active des éléments plastiques de l'organisme. Or, cette combustion des éléments plastiques a été réglée par la nature avec une précision dont la vie ne s'écarte jamais sans que la santé y coure des dangers graves. C'est elle qui prend soin de renouveler les tissus avec une lenteur nécessaire à leur formation régulière ; c'est elle qui les détruit ou les altère quand elle est désordonnée.

Il faut donc voir dans les produits de la respiration deux

choses : la combustion du carbone et la combustion des éléments plastiques.

La première est essentiellement variable, parce que les éléments qui lui servent de base et les besoins qui la demandent varient eux-mêmes à l'infini.

La seconde est essentiellement uniforme, parce qu'elle se lie aux évolutions invariables qui président aux transformations régulières des éléments de nos tissus.

§ IX. — C'est l'altération de ce rapport qui fait la maladie.

Par conséquent, lorsque l'organisme est en souffrance, ce n'est pas seulement le carbone brûlé qu'il importe de chercher avec soin, mais bien plutôt la somme d'oxygène consommée dans la respiration complète. Peu nous importe que l'air expiré nous donne 3 ou 5 pour 100 d'acide carbonique, l'homme peut se bien porter avec l'un et l'autre ; mais à coup sûr il est malade si, au lieu de donner 0,60 pour 100 de différence entre l'acide carbonique produit et l'oxygène consommé, il nous fait découvrir que cette différence s'élève à 1 ou à 2 dans l'air expiré. Nous n'ignorons pas que des éléments inoffensifs peuvent faire varier aussi le rapport dont nous parlons. Les aliments dans lesquels l'hydrogène n'est pas combiné avec l'oxygène dans les proportions de l'eau se trouvent dans ce cas. Mais la régularité habituelle avec laquelle ce rapport se présente, peut passer pour principe. Ses écarts durables et sans cause facilement appréciable ne sont nullement compatibles avec le maintien de la santé.

Faisons l'application de ces principes.

§ X. — Un poitrinaire.

M. E. D. a vingt-huit ans. Il est un des principaux employés d'une maison de détail, rue du faubourg Saint-Honoré, n° 83. Sa mère est morte poitrinaire. Un de ses frères a succombé à la même maladie à l'âge de vingt-neuf ans. Un autre frère atteignait à peine sa dix-huitième année lorsqu'il fut aussi victime de cette affection, après avoir été atteint d'une tumeur blanche du coude. M. E. D. a eu une première hémoptysie à vingt-deux ans, il y a six ans. Depuis lors tous les deux ou trois mois il a craché le sang pendant huit ou dix jours de suite en commençant par une quantité qu'il évalue à plus d'un quart de verre. Au mois d'octobre dernier l'hémorrhagie fut un moment alarmante. Le malade assure qu'il ne perdit pas moins d'un demi-litre de sang dans quelques instants.

Dès le début de ces crachements de sang M. E. D. fut tracassé d'une toux sèche, peu intense d'abord, mais très fatigante depuis trois ans. Il a maigri depuis cette époque. Sa respiration est devenue courte, entrecoupée de mouvements saccadés sous l'influence de picotements à la gorge. Il travaille cependant, mais avec quelque gêne, à cause de l'anhélation dont il est fréquemment atteint. Il n'a pas eu de sueurs nocturnes et il ne sait pas s'il a été atteint souvent de fièvre.

Il se présente chez moi un des jours de la première quinzaine d'avril. Il est pâle et les sommets de ses pommettes sont colorés. Il a les yeux caves, la conjonctive bleuâtre et les lèvres d'un rouge vif.

La percussion fait reconnaître de la matité à la partie supérieure droite de la poitrine dans une étendue que je désignerai assez exactement en disant qu'elle occupe le cinquième supérieur. Dans tout cet espace l'inspiration est obscurcie par un craquement fin qui masque presque complétement le premier temps du bruit respiratoire. L'expiration se prolonge beaucoup avec un bruit de souffle et la voix est transmise avec force à l'oreille. En disant au malade de faire une forte inspiration, on voit qu'il ne peut réussir à remplir sa poitrine, une toux convulsive, saccadée venant y mettre obstacle.

§ XI. — Sa respiration.

M. E. D. étant à jeun, je recueille l'air expiré cinq minutes avant son entrée au bain de vide partiel et cinq minutes après qu'il en est sorti. Son séjour dans l'appareil a duré trois quarts d'heure.

Air recueilli avant le bain et desséché : 59,50 *centimètres cubes.*

	Azote	48,87
	Oxygène restant	8,02
	Acide carbonique	2,61
	Somme égale	59,50
D'où :		
	Oxygène absorbé	7,31 p. 100.
	Acide carbonique produit	4,42
	Différence	2,89

Air recueilli après le bain et desséché : 20,23 *centimètres cubes.*

	Azote	16,47
	Oxygène restant	3,03
	Acide carbonique	0,73
	Somme égale	20,23
D'où :		
	Oxygène absorbé 1,17 =	5,78 p. 100
	Acide carbonique	3,60
	Différence	2,18

§ XII. — Importance de ces analyses.

La première analyse nous fait voir que sur les 7,31 pour 100 d'oxygène qui ont été absorbés, 4,42 ont été employés à former de l'acide carbonique et la proportion énorme de 2,89 a disparu dans des transformations dont il n'est pas difficile de prévoir la nature. Ces expériences suffisamment répétées, feront naître des convictions profondes et porteront l'attention sur d'autres produits d'excrétion qui donneront la preuve d'une oxydation anormale de l'organisme. Selon toute probabilité, l'urine et les sueurs se chargeront d'éclairer cette question encore mystérieuse, en présentant comme résultat de nos investigations des transformations insolites opérées par l'oxygène. Avant longtemps la phthisie ne s'appellera plus dans la science, consomption, mais combustion tuberculeuse. Alors on verra sans étonnement le résultat que nos analyses mettent en évidence. Ce ne sera plus la percussion et l'auscultation qui règneront seules dans les moyens de diagnostic. Plus puissante que ces utiles devancières, l'analyse de l'air expiré pourra prévoir l'invasion prochaine du tubercule et donnera l'alarme à temps pour le prévenir. Par la constatation d'un grand changement dans les rapports des gaz expirés elle sera le meilleur guide pour dévoiler la gravité de l'affection et pour indiquer la marche plus ou moins rapide qu'elle suit dans le moment où on l'examine.

§ XIII. — L'effet du bain de vide partiel sur la respiration des poitrinaires.

Si nous portons maintenant notre attention sur le second résultat de notre analyse, nous y voyons la perte d'oxygène réduite à 5,78 pour 100 par l'action du bain de vide, au lieu de 7,31 que nous avions trouvés avant l'application de ce moyen. De plus, la différence étant de 2,89 entre l'acide carbonique produit et l'oxygène absorbé dans la première expérience, n'est plus que de 2,18 dans l'analyse de l'air expiré après le bain de vide partiel. En admettant donc, ce qui nous paraît irrécusable, que l'absorption exagérée d'oxygène soit un mal de premier ordre chez les phthisiques, il devient hors de doute que les appareils à air raréfié agissent de la manière la plus directe et la plus évidente contre l'élément qui préside aux progrès de la maladie.

Faire donc l'application de ce moyen pour combattre la tuberculisation pulmonaire, c'est agir dans les conditions les plus rationnelles dont la thérapeutique puisse donner l'exemple.

§ XIV. — Effets immédiats de l'air raréfié sur les poitrinaires.

Les poitrinaires placés sous nos appareils, après avoir éprouvé un court moment d'agitation sous l'influence du vide qui s'opère, se calment et se sentent à l'aise. Leurs mouvements respiratoires irréguliers, saccadés, comme convulsifs, se transformant souvent en toux sèche et fatigante, se modèrent promptement sous l'influence de la raréfaction de l'air, pour faire place à une respiration naturelle qui se fait sans efforts, avec ampleur et sans aucun malaise. En les voyant ainsi calmés, on ne peut méconnaître qu'ils se trouvent soustraits à l'action d'un stimulant habituel qui leur est nuisible, et ce serait vraiment obstination à nier l'évidence que de chercher ce bienfait en dehors de l'élément même que nos appareils viennent de modifier. La poitrine se soulage dans le vide partiel. Si nous affirmons que c'est le vide lui-même qui produit ce soulagement, on ne nous accusera pas de nous livrer à une conséquence illusoire.

Et nous avons d'autant plus le droit de penser ainsi, que l'analyse de l'air expiré vient donner à notre conviction la force de l'évidence puisée dans les preuves matérielles. Pour un moment, en effet, pendant que le vide s'opère, un peu d'excitation se remarque chez nos malades. C'est qu'alors le poumon se livre à une lutte insolite. L'acide carbonique qui se dégage en excès demande aux lois de l'endosmose normale une part égale d'oxygène que les lois physiques lui refusent. Mais peu à peu l'équibre s'établit entre l'air extérieur et les gaz de nos organes, et la densité nouvelle de l'oxygène faite par nos appareils s'équilibre elle-même avec la sensibilité de nos malades qui s'y trouvent au milieu d'un élément plus approprié à leurs besoins physiologiques.

Qu'on n'accuse pas cette théorie d'être le produit d'une imagination rêveuse. Elle a l'expérience pour base, le calcul mathématique pour appui et le fait pour confirmation. En voici de nouvelles preuves.

§ XV. — Nouveaux effets prouvés par l'analyse de l'air expiré par les poitrinaires.

Le même malade, M. E. D., après dix séances de bains de vide partiel, nous permet de constater l'état suivant :

Air expiré avant le vide, desséché, 54,11 *centim. cubes.*

Azote.	44,08
Oxygène	7,98
Acide carbonique	2,05
Somme égale.	54,11

D'où :

Oxygène absorbé	6,04 p. 100
Acide carbonique produit. . .	3,78
Différence	2,26

Air expiré après le bain, desséché, 18,23 *centim. cub.*

Azote.	14,71
Oxygène	2,91
Acide carbonique	0,61
Somme égale.	18,23

D'où :

Oxygène absorbé	4,82 p. 100
Acide carbonique produit . . .	3,34
Différence	1,48

Qu'on nous permette de mettre en regard ce dernier résultat avec celui que nous avons obtenu avant de commencer le traitement.

Air expiré avant le bain :

	Avant le traitement.	Après 10 séances.
Oxygène absorbé	7,31 p. 100	6,43 p. 100
Acide carbonique	4,42	3,78
Différence	2,89 p. 100	2,65 p. 100

Air expiré après le bain.

	Avant le traitement.	Après dix séances.
Oxygène absorbé	5,78	4,82
Acide carbonique	3,60	3,34
Différence	2,10	1,48 (1)

§ XVI. — État constaté du malade après trois semaines de traitement.

Ces analyses parlent si haut d'elles-mêmes que nous ne ferons à leur propos aucune réflexion. Mais interrogez le malade. Il tousse moins, il dort la nuit presque entière ; il a déjà de l'appétit, il digère à merveille ; il marche plus librement. Auscultez-le; la respiration très prolongée encore au second temps, s'entend partout presque sans craquement, la voix résonne beaucoup moins. La matité est moins étendue. De sorte que, d'un côté, les signes physiques et les symptômes éprouvés par le malade; d'autre part, l'oxygène absorbé, sont deux termes qui, dans le cas dont nous nous occupons, se trouvent unis dans une progression décroissante.

Nous sommes vraiment heureux de pouvoir signaler un résultat si propre à entraîner des convictions respectables et à produire tout le bien que nous attendons de la médication pneumatique. Si de nouveau faits, soumis à des appréciations analogues, donnent les mêmes résultats, il deviendra incontestable que l'appauvrissement de l'air est un bien pour les poitrinaires.

(1) Les analyses de même nature que nous avons entreprises ne donnent pas toutes un résultat mathématiquement égal. Mais elles sont toutes d'accord, quoique variables dans les chiffres, pour faire ressortir chez les phthisiques cette altération des rapports entre l'acide carbonique produit et l'oxygène absorbé par la respiration.

§ XVII. — Origine et nature de la phthisie.

Déjà depuis longtemps l'expérience avait pris soin de démontrer cette vérité et pendant que notre parti pris rêvait pour nos malades le bon air et les atmosphères les plus pures, les faits venaient nous dire chaque jour qu'il est des milieux carbonés où la poitrine trouve des garanties contre les chances de mort. Ce ne sont pas les cas de phthisie si communs dans les réduits sombres et mal aérés des grandes villes qui nous convertiront à d'autres pensées.

Les maladies tuberculeuses de ces malheureuses victimes ne prennent pas leur source dans le mauvais air, mais bien dans l'absence de lumière, dans l'humidité et dans l'alimentation mauvaise, circonstances déplorables qui détachent de leur voie normale les fonctions en général, les combustions physiologiques et la nutrition définitive. Ces malheureux animaux de l'espèce bovine que nous condamnons à la réclusion et à l'immobilité pour nous fournir un laitage exubérant dont la sécrétion prolongée dépasse les limites physiologiques, ce n'est nullement à l'air impur qu'ils respirent que nous devons leur phthisie si fréquente. Dans ce lait qui nous nourrit, nous leur prenons les éléments les plus normaux de leur combustion respiratoire, le sucre et les substances grasses, et alors la chaleur animale qui demande obstinément ses bases et ses raisons d'être, s'en prend aux matières plastiques, puisque les substances carbonées lui font défaut.

Voilà donc encore une voie ouverte à la phthisie tuberculeuse : priver l'organisme des substances carbonées qui doivent fournir les bases des combustions régulatrices de la chaleur. Cette privation peut avoir lieu de trois manières :

1° par une absorption imparfaite de ces substances; 2° par une élaboration insuffisante après qu'elles ont été absorbées; 3° par une soustraction après qu'elles ont été physiologiquement élaborées. Les diarrhées chroniques avec altérations graves de la muqueuse intestinale nous permettent d'observer le premier genre; nous voyons un exemple du second dans le diabète; le troisième nous est présenté par les mères nourrices.

De sorte que, si nous voulons maintenant revenir sur nos pas, nous verrons, dans la plus grande évidence, que toute phthisie est un fait de combustion anormale, et pour nous la combustion physiologique est anormale, lorsqu'un vice de l'organe pulmonaire ou les nécessités de la calorification animale portent l'oxygène sur les substances plastiques au delà des lois qui président à la rénovation de la matière organique.

De quelle manière le poumon lui-même pourrait-il être cause et victime de la consomption tuberculeuse? Qu'on me permette de transcrire ce que j'ai dit à ce sujet dans mon premier travail.

« De même que les voies digestives ne sont pas aptes, également chez tous les hommes, à l'absorption alimentaire, la vésicule du poumon ne serait-elle pas organisée de manière à présenter des différences au point de vue de sa perméabilité pour l'oxygène? Cela est d'autant plus probable, que les fonctions en général s'accomplissent à des degrés de perfection qui établissent des nuances infinies dans les phénomènes individuels de la vie. Il ne serait donc nullement surprenant qu'il y eût des poumons à travers lesquels l'oxygène s'infiltrât avec une facilité démesurée, et ce serait là une occasion pour lui d'agir sur les combustibles alimentaires et organiques en dehors de toute proportion avec les nécessités de la vie et le maintien de la santé.

» Qu'arriverait-il, en effet, dans ces cas d'une perméabilité vésiculaire exceptionnelle ? D'abord le poumon, lui-même le premier, en recevrait une excitation extrême, et je ne doute pas que des phénomènes de combustion ne devinssent inévitables au détriment de sa nutrition propre. S'il n'en est point ainsi lorsque ses fonctions s'accomplissent avec régularité, c'est parce que le sang se trouve organisé de manière à retenir l'oxygène dans un état de fixité qui ne permet aux différents tissus de se l'approprier que dans de certaines mesures. Mais ce gaz se trouvant en excès dans ce liquide, il n'y rencontre plus les éléments propres à le retenir tout entier ; la partie libre doit alors agir avec une puissance sans limites, et il est naturel d'admettre que le poumon soit le premier à en être victime. Nous rapportons la plus grand partie des cas de phthisie héréditaire à cette perméabilité exagérée des membranes qui président à l'endosmose vésiculaire. Vous voyez ces sujets, ainsi prédisposés, maigrir aux approches de la puberté. Leur peau est chaude ; ils suent souvent la nuit. Leur poitrine est étroite, et, malgré l'exiguïté de ses proportions, veuillez remarquer que l'action respiratoire ne fait que de très minimes efforts pour la remplir. On est dans l'habitude de se préoccuper gravement de cette conformation imparfaite du thorax, et mille prescriptions médicales, relatives à l'hygiène gymnastique, tendent sans cesse à remplacer par une ampleur forcée ces dimensions incomplètes imposées par la nature. N'est-ce pas une erreur grave, glissée dans la pratique par une interprétation peu fondée ? Nous le croyons.

» Le développement imparfait du thorax, en effet, nous paraît être, dans ce cas, non le resultat direct d'un tempérament héréditaire, mais la conséquence naturelle de l'amoindrissement du travail inspiratoire. Dès l'enfance, la nature, satisfaite de la quantité d'oxygène que la perméabilité exagérée du poumon puise dans un volume réduit d'air atmosphérique, impose à la poitrine des mouvements qui sont en harmonie avec l'exiguïté de ses besoins. De là résultent une paresse musculaire, un ralentissement de travail et une diminution de nutrition qui laissent le diamètre du thorax au-dessous des proportions normales. L'inquiétude qui s'attache à cet état de choses inspire aux médecins l'idée d'activer ce que la nature prévoyante s'étudiait à ralentir dans de saines mesures. Mais voyez ce que deviennent ces jeunes sujets après les exercices violents auxquels vous les condamnez. Ils sont fatigués, haletants; ils vous demandent grâce pour des manœuvres qui les torturent, et si vous n'écoutez pas leurs prières, loin de trouver dans le repos du soir ce calme qui délasse des fatigues du jour, ils passeront des nuits agitées, fébriles, et ils se lèveront le lendemain faibles et courbaturés. Avouez que vous n'avez jamais préservé un tuberculeux héréditaire par une semblable conduite ; et, quant à moi, je reste persuadé que vous avez hâté l'invasion définitive du mal funeste qui a déjà fait des victimes dans sa famille. »

§ XVIII. — De l'usage rationnel du bain de vide contre la phthisie.

Soit donc que l'oxygène, démesurément absorbé, cherche un aliment en dehors de ses combustibles carburés, soit que, absorbé d'une manière régulière, il ne trouve point dans l'organisme les éléments normaux qui doivent donner les bases de la chaleur physiologique, c'est toujours un bien pour le malade de soustraire une partie de cet agent qui le consume. Il sera fait maintenant une objection à notre prétention de le soulager par un air artificiellement raréfié qui ne se respire que pendant un temps très limité chaque jour. Que les hauteurs de la Cordillère où l'on passe la vie tout entière soient utiles aux phthisiques, cela se conçoit ; mais que peuvent, sur la journée entière, une ou deux heures passées sous nos appareils ? Cette objection, si elle est sérieuse, porte une atteinte mortelle à tout l'arsenal thérapeutique dont nous faisons journellement usage. Un malade est congestionné vers les centres nerveux ; vous n'hésitez pas à lui prescrire un bain de pied de dix minutes, soir et matin ; mais vous ne croyez pas nécessaire au bien que vous espérez, de le faire vivre les pieds dans l'eau. Contre une névralgie des plus douloureuses, des doses éloignées d'un antispasmodique vous donnent un résultat satisfaisant. Un purgatif tous les cinq ou six jours assure des effets curatifs que des doses quotidiennes ne produiraient pas au même degré. Vous suspendez l'emploi du fer pour lui permettre de mieux agir. Vous renouvelez tous les quinze jours seulement l'application d'un vésicatoire volant pour obtenir un effet révulsif salutaire contre des souffrances chroniques. Je pourrais ainsi passer en revue la thérapeutique entière pour vous prouver que vos croyances n'ont jamais admis la nécessité de l'application incessante des moyens pour assurer les résultats.

Mais vous me direz peut-être que l'air raréfié n'est pas un médicament, un moyen thérapeutique classifiable, et qu'on ne saurait lui appliquer le raisonnement auquel je viens de me livrer. Erreur ! Le vide partiel est un moyen puissant qui peut être classé parmi les sédatifs, les résolutifs, les révulsifs, et l'on peut en parler en conséquence. Votre objection s'étendra peut-être à me présenter l'air raréfié comme un aliment. S'il en était ainsi, je comprendrais encore moins que l'on jugeât illusoires les résultats de sa diminution, dès lors que cet amoindrissement dans la dose ne serait pas continu. On pourrait tout au plus me donner l'assurance qu'il serait mieux de le respirer toujours que de se limiter à en faire usage pendant un court espace de temps. Et qui sait si vous auriez raison absolument dans cette prétention nouvelle ? La continuité produit l'habitude, et si la vie permanente des grandes élévations nous a prouvé que l'habitude n'en détruit pas les bons effets contre la phthisie, notre expérience nous dit aussi que ces bons effets se remarquent surtout sur les étrangers, c'est-à-dire chez ceux qui n'en ont pas reçu toujours l'influence. D'ailleurs des secousses intermittentes données à l'organisme avec mesure, produisent, comme on sait, le plus grand bien. Aussi, indépendamment de ses effets directement sédatifs dans les maladies chroniques de poitrine, le vide partiel agit-il comme un puissant révulsif. Le caractère inflammatoire qui accompagne ces maladies s'en trouve énergiquement modifié.

§ XIX. — Le bain de vide est un agent de nutrition.

Si nous entrons maintenant dans un autre ordre d'idées, nous verrons un avantage de la plus haute portée prendre sa source dans les bains de vide. L'air subitement modifié est un agent indirect de nutrition.

Expliquons cette assertion qui paraît contredire notre pensée première.

L'air raréfié est un agent de nutrition. — Nous avons précédemment expliqué comment les gaz, pour s'échapper du corps, sous le vide partiel, s'acheminaient vers la périphérie, entraînant avec eux les liquides auxquels ils sont liés. Deux effets sont nécessairement la conséquence de ce mouvement insolite : un vide tendant à se faire vers les centres, les stases des liquides sur les points les plus extérieurs. Le premier effet a pour résultat une plus grande activité des vaisseaux absorbants. Aussi, *après une heure de bain d'air raréfié, l'estomac le plus dyspeptique demande-t-il impérieusement de l'aliment.* J'ai vu des malades dans l'impossibilité d'attendre l'heure habituelle de leurs repas, satisfaire sans retard ce besoin nouveau et digérer à merveille des mets que leurs estomacs ne pouvaient auparavant élaborer. Je n'hésite pas à placer le bain d'air raréfié à la tête des plus puissants apéritifs.

Ce surcroît d'activité des vaisseaux absorbants sous le vide peu durable s'exerce sur des substances que les malades de poitrine abandonnent aux excrétions. Ainsi, les substances grasses que les individus atteints de consomption absorbent si peu et élaborent si mal, se trouvent entraînées dans le torrent circulatoire, et, suivant alors le courant anormal qui s'opère sous le vide, ces substances vont s'épancher dans le tissu cellulaire sous-cutané ; *les malades engraissent.*

Pour arriver à ce dernier résultat, les stases des liquides sur les points les plus extérieurs sont d'une utilité que tout le monde comprend sans peine, et je crois inutile d'insister à cet égard. D'ailleurs le résultat est là : les malades engraissent.

Voilà donc deux questions de la plus haute portée résolues pour les poitrinaires : les calmer et les nourrir.

Les calmer, c'est-à-dire soustraire en partie l'organisme à cette excitation qui provient d'une atmosphère trop puissante.

Les nourir, c'est-à-dire donner aux combustions normales l'élément qui leur manque, pour épargner ainsi les substances plastiques trop aisément brûlées chez les phthisiques.

Est-ce là guérir les poitrinaires ?

§ XX. — Quelles sont les conditions remplies par nos appareils contre la phthisie ?

Et d'abord personne ne peut prétendre que les phthisiques soient incurables. Les médecins qui croient le moins à leur guérison n'ignorent pas que beaucoup de tuberculeux ont recouvré la santé la plus parfaite. Pour eux donc, les guérisons incontestables sont des faits heureux qui doivent s'inscrire comme les bienfaits d'une providence bienveillante et non comme des résultats dont la thérapeutique puisse s'applaudir. Le tubercule formé se fond et s'élimine. Si le malade résiste à cette élimination et s'il n'y a pas de nouvelle formation tuberculeuse, la guérison s'accomplit toute seule par cicatrice pulmonaire, ou par dépôts calcaires.

Il nous semble que l'art pourrait intervenir puissamment dans cette marche normale que les phthisiques ont à suivre pour arriver à la guérison. Il n'est pas impossible, en effet, de les aider à soutenir leurs forces pendant que le tubercule suit ses évolutions ; il n'est pas impossible de modérer les symptômes trop aigus qui les accompagnent ; il est possible, enfin, d'intervenir pour empêcher la formation de nouveaux tubercules qui viennent à chaque instant compliquer l'état des malades en leur faisant courir des dangers incessants.

Ce sont ces trois indications que nous prétendons remplir au moyen des appareils que nous mettons à la disposition des malades de ce genre.

1° *Soutenir les forces des phthisiques pendant que le tubercule suit ses évolutions.* Nous venons de dire que le bain de vide partiel est un apéritif puissant; qu'il facilite les fonctions des vaisseaux absorbants ; qu'il établit vers la peau un surcroît d'activité qui représente un des effets les plus saillants de l'application de l'air raréfié. Nous n'aurons donc pas de difficulté à faire accepter à nos malades la nourriture que trop souvent ils repoussent. La force d'absorption en apportera les éléments utiles aux organes qui les réclament; sous l'empire de ce surcroît d'activité, les substances grasses plus aisément entraînées dans ce mouvement général, viendront former des dépôts où le malade puisera des ressources contre la combustion anormale qui l'entraîne au marasme. C'est même de cette manière que nous entrons dans la voie qui nous conduit à la deuxième indication :

2° *Soustraire l'organisme à la formation de nouveaux tubercules.* Nous réussirons d'autant mieux à remplir cette indication nouvelle, que nous aurons plus efficacement appelé l'action comburante de l'oxygène sur des substances qui, dans l'état de santé, lui donnent un aliment en rapport avec nos besoins physiologiques. Les moyens qui réussissent le mieux chez les poitrinaires puisent leurs bons effets dans ce mode d'action. Ainsi le lait d'ânesse, si facilement absorbé, ainsi la crème de lait de vache, offrant tous deux des éléments presque complétement élaborés pour servir directement à la combustion, soulagent et engraissent les phthisiques. L'huile de foie de morue n'a pas une action différente et elle est préférable aux autres substances du même ordre, parce qu'elle est un produit hépatique. Aussi, toutes les tentatives qui se font sur elle pour lui donner un meilleur aspect et une odeur moins caractéristique ne réussissent-elles qu'à amoindrir ses propriétés analeptiques. Ce précieux aliment est plus facilement absorbé que les autres substances grasses et, mieux qu'elles toutes, il fournit une base facile à la combustion organique, parce qu'il a préalablement subi chez les animaux qui le fournissent un contact hépatique utile à ses transformations futures.

C'est là tellement une conviction enracinée dans notre esprit que nous avons cherché à remplacer l'huile de foie de morue par une huile végétale qui a été soumise longtemps à l'action de la bile de bœuf, à une température élevée. L'huile d'olives ou d'amandes douces ainsi préparée fait le même bien que l'huile de foie de morue et on peut la rendre apéritive en la laissant mêlée à une forte dose de bile. Pour faire alors que son goût soit dissimulé, on en forme une gelée épaisse qui se prête facilement à être enveloppée dans des pains azymes.

Ces aliments sont un auxiliaire puissant des bains de vide partiel. Ceux-ci en facilitent l'absorption et en régularisent l'emploi. En déviant, d'ailleurs, l'oxygène de son action sur les substances plastiques de l'organisme, ce bain en fait un appel utile à la périphérie, comme nous l'avons déjà dit, et là les graisses lui fournissent un aliment plus physiologique. C'est ainsi que les combustions régularisées empruntent aux bains d'air raréfié des ressources contre la formation successive de nouveaux tubercules.

3° Nous avons déjà prouvé que l'action sédative de l'air raréfié calme les symptômes existants de la phthisie.

§ XXI. — Nos conclusions sur ce traitement.

Somme toute, nous sommes pleinement convaincu de l'efficacité de l'air artificiellement raréfié contre la phthisie pulmonaire. Presque tous les malades qui s'y soumettront lui devront du soulagement. Les sujets prédisposés, qui préludent à l'invasion de l'affection par une respiration saccadée, une toux sèche, la chaleur de la partie supérieure du corps, *l'altération du rapport entre l'acide carbonique produit et l'oxygène absorbé par la respiration*, ces sujets, disons-nous, pourront conjurer le mal dont ils sont menacés. Ceux qui en ont déjà reçu les premières atteintes pourront enrayer ses progrès en empêchant la formation de nouveaux tubercules. Tous y puiseront des ressources pour régulariser la nutrition et résister aux envahissements de la maladie.

§ XXII. — La bronchite, la grippe, la coqueluche, l'asthme.

Ce ne sont pas seulement les affections de poitrine de nature tuberculeuse, mais les simples bronchites, la grippe, la coqueluche qui pourront demander au bain de vide partiel une action sédative puissante.

Il faut s'arrêter à démontrer spécialement son efficacité contre l'asthme emphysémateux. On peut assurer que le bain de vide partiel est le spécifique le plus naturel de cette maladie. Par suite des dilatations qui forment le caractère anatomique de cette affection de poitrine, les vésicules ont perdu l'élasticité normale. Elles ne chassent, par conséquent, l'air inspiré que d'une manière fort imparfaite. Il en résulte que le poumon se gorge d'un air vicié dans lequel l'acide carbonique dépasse les proportions compatibles avec la satisfaction des besoins physiologiques. Lorsque cet engorgement va au delà de certaines limites, le malade s'agite ; il fait des efforts inusités pour remplir d'air sa poitrine oppressée, jusqu'à ce que les inspirations profondes, les mouvements provoqués par la toux et l'expulsion abondante de mucosités aient entraîné au dehors les gaz impropres à l'hématose et les aient remplacés par un air plus pur qui régularise l'endosmose.

Placez un sujet ainsi atteint sous nos appareils pneumatiques. A mesure que le vide s'opère, l'air qui obstrue les conduits pulmonaires est plus facilement ramené au dehors; le sang lui-même se débarrasse de ce gaz qui l'altérait d'une manière insolite; les vésicules recevant un poids amoindri reviennent insensiblement sur elles-mêmes et secondent par leurs contractions la succion qui se fait autour d'elles. L'oxygène s'endosmose plus facilement; peu à peu la respiration se fait sans aucun effort, et le malade ressent un bien-être qui n'est pas dans ses habitudes.

Quelles que soient les convictions qu'on puisse avoir sur la curabilité absolue de l'emphysème pulmonaire, son soulagement sous le vide ne saurait être mis en question.

§ XXIII. — Les dyspepsies.

En dehors des maladies de poitrine, nous espérons pouvoir mettre à profit la raréfaction de l'air contre les dyspepsies, rebelles à d'autres moyens. L'action du vide sur les vaisseaux absorbants a pour effet d'exciter les élaborations digestives. Le raisonnement indique qu'il en doit être ainsi, et quelques faits curieux répondent d'une manière satisfaisante aux espérances que nous avions conçues.

§ XXIV. — L'oxygène et la thérapeutique.

Je n'irai pas plus loin sur ce terrain fertile des applications de l'air raréfié. Je n'ai voulu aujourd'hui que faire entrevoir, au moyen d'une étude qui demande son intérêt à la physique et à la physiologie, les avantages de ce moyen thérapeutique, surtout contre les maladies chroniques de poitrine. Nous aurons à expliquer plus tard l'efficacité qu'on a le droit d'en attendre contre toute maladie chronique d'un caractère inflammatoire qui n'aurait pas son siége à la peau. Notre attention se portera avec intérêt sur la santé ruinée par le séjour des pays paludéens. Nous avons des raisons pour croire que ces rechutes fréquentes qui s'observent chez les malades atteints de fièvres maremmatiques et les engorgements abdominaux dont ils sont si souvent affectés, cèderont à l'action des bains d'air raréfié. Paris est quelquefois le refuge de ces exilés des pays chauds, et nous aurons occasion sans doute de leur être utile. Mais n'anticipons pas sur ces sujets que nous réservons pour un examen ultérieur, et avant de terminer ce premier aperçu de la médication pneumatique, voyons si nous sommes bien isolé ou si nos idées trouveront facilement un appui parmi les croyances médicales qui nous entourent.

Soustraire au contact de l'air des parties opérées dont l'inflammation aurait les suites les plus funestes, c'est une pratique que la ténotomie sous-cutanée a élevée en principe chirurgical respecté aujourd'hui par tous les praticiens du monde, et c'est la gloire de M. Jules Guérin d'en avoir prouvé les avantages et vulgarisé les applications.

M. Malgaigne s'honore d'avoir porté l'attention des

hommes de l'art sur les bons résultats des opérations pratiquées sur des sujets préalablement affaiblis. Il aura sans doute plaisir à nous entendre dire que sur les hauts plateaux du Mexique les grandes opérations chirurgicales et les lésions les plus graves des viscères guérissent dans des proportions inconnues parmi nous. Les constitutions affaiblies par l'atmosphère et l'amoindrissement de la densité de l'oxygène qui circule dans l'organisme de l'habitant des altitudes assurent sur la Cordillère les mêmes effets chirurgicaux que nous voyons se produire parmi nous à la suite de souffrances chroniques.

Le croup, cette maladie tellement d'oxydation qu'on vient de nous préconiser le tannage comme un moyen de la vaincre, le croup n'existe pas sur les hauteurs de la Cordillère. Mieux que cela, on y observe des cas de cette maladie, quoique rarement, sur les fils d'étrangers qui ont pu transmettre à leurs enfants l'habitude puissante de s'approprier l'oxygène qu'on contracte dans les pays européens.

Un cas récent qu'on observe en ce moment à l'Hôtel-Dieu attire justement l'attention des observateurs et c'est avec raison que M. Laugier en a fait le sujet d'une communication à l'Académie des sciences. Cet habile praticien, se fondant sur un travail de M. le docteur Raynaud qui renferme des recherches de M. le docteur Reveil constatant un excès de carbone dans les substances organiques envahies par la gangrène spontanée, en tire la conséquence qu'une oxydation serait utile à des parties atteintes de cette affection et y fait des applications d'oxygène. L'envahissement de la maladie est aussitôt arrêté.

Je ne doute pas que MM. les docteurs Laugier, Reveil et Raynaud n'aient grand plaisir à m'entendre dire que sur les hauteurs de la Cordillère où l'oxygène fait défaut, la gangrène spontanée est une maladie fréquente.

Il y a donc des maladies d'oxydation, des maladies de désoxydation organique.

C'est là un champ très vaste d'études pour l'avenir.

M. Reveil qui a déjà fait, comme chimiste, une observation utile, à propos de tissus désoxydés que la gangrène envahit, nous rendrait un service signalé s'il pouvait constater que les transformations successives du tubercule ont l'oxydation pour base.

Une fois lancées sur ce terrain, les investigations iront loin avant d'en avoir touché les limites et nous cesserons de voir avec indifférence, comme nous l'avons fait jusqu'ici, l'opportunité de modifier souvent et de régler dans les maladies, lorsque cela sera possible, ce travail incessant de destruction et de recomposition de nos tissus, qui a ses raisons d'être dans l'absorption, la distribution et l'équilibre d'action de l'oxygène atmosphérique. Quant à moi, j'ai beaucoup à dire encore. Je le dirai sans retard, si la bienveillance de mes confrères et la confiance des malades continuent à m'encourager dans la tâche que je me suis imposée, et à laquelle je me livre avec une conviction profonde.

TABLE DES MATIÈRES.

FIN DE LA TABLE DES MATIÈRES.

Paris. — Imprimerie de L. Martinet, rue Mignon, 2.

BERNARD. **Leçons de physiologie expérimentale appliquée à la médecine**, faites au Collége de France, par Cl. Bernard, membre de l'Institut de France, professeur au Collége de France, professeur de physiologie générale à la Faculté des sciences. Paris, 1855-1856, 2 vol. in-8, avec figures intercalées dans le texte. 14 fr.

BERNARD. **Des effets des substances toxiques et médicamenteuses**, par Cl. Bernard, membre de l'Institut de France. Paris, 1857, 1 vol. in-8, avec figures intercalées dans le texte. 7 fr.

BERNARD. **Physiologie et pathologie du système nerveux**, par Cl. Bernard, membre de l'Institut. Paris, 1858. 2 vol. in-8, avec figures intercalées dans le texte. 14 fr.

BERNARD. **Leçons sur les propriétés physiologiques et les altérations pathologiques des différents liquides de l'organisme**, par Cl. Bernard, Paris, 1859, 2 vol. in-8, avec figures intercalées dans le texte. 14 fr.

TARDIEU (Ambroise). **Dictionnaire d'hygiène publique et de salubrité**, ou Répertoire de toutes les questions relatives à la santé publique, considérées dans leurs rapports avec les subsistances, les épidémies, les professions, les établissements et institutions d'hygiène et de salubrité, complété par le texte des lois, décrets, arrêtés, ordonnances et instructions qui s'y rattachent, par M. Ambroise Tardieu, professeur à la Faculté de médecine de Paris, membre de l'Académie impériale de médecine, du Comité consultatif d'hygiène publique et du Conseil d'hygiène et de salubrité du département de la Seine. *Deuxième édition* considérablement augmentée, Paris, 1862, 4 vol. in-8. 32 fr.

LÉVY. **Traité d'hygiène publique et privée**, par le docteur Michel Lévy, directeur de l'École impériale de médecine militaire de perfectionnement du Val-de-Grâce, membre de l'Académie impériale de médecine. Quatrième édition revue et augmentée. Paris, 1862, 2 vol. in-8. Ensemble, 1900 pages. 18 fr.

L'ouvrage de M. Lévy est non-seulement l'expression la plus complète, la plus avancée de la science hygiénique, mais encore un livre marqué au coin de l'observation, comprenant le plus grand nombre de faits positifs sur les moyens de conserver la santé et de prolonger la vie, rempli d'idées et d'aperçus judicieux, écrit avec cette verve et cette élégante pureté de style qui depuis longtemps ont placé l'auteur parmi les écrivains les plus distingués de la médecine actuelle Cet ouvrage est en rapport avec les progrès accomplis dans les autres branches de la médecine. La quatrième édition a subi une révision générale et reçu de nombreuses additions.

Dictionnaire général des eaux minérales et d'hydrologie médicale, comprenant la géographie et les stations thermales, la pathologie thérapeutique, la chimie analytique, l'histoire naturelle, l'aménagement des sources, l'administration thermale, etc. : par MM. Durand-Fardel, inspecteur des sources d'Hauterive, à Vichy ; E. Le Bret, inspecteur des eaux minérales de Baréges ; J. Lefort, pharmacien ; avec la collaboration de M. Jules François, ingénieur en chef des mines, pour les applications de la science de l'ingénieur à l'hydrologie médicale. *Ouvrage couronné par l'Académie de médecine.* Paris, 1860, 2 forts volumes in-8, ensemble 1696 pages. 20 fr.

Hygiène alimentaire des malades, des convalescents et des valétudinaires, par le docteur J.-B. Fonssagrives, médecin en chef de la marine, professeur à l'Ecole de médecine navale de Brest, in-8 de 600 pages.

BOUCHUT (E.). **Traité pratique des maladies des nouveau-nés, des enfants à la mamelle et de la seconde enfance**, par le docteur E. Bouchut, médecin de l'hôpital Sainte-Eugénie, professeur agrégé à la Faculté de médecine de Paris, etc. *Quatrième édition*, considérablement augmentée. 1 vol. grand in-8 de 1024 pages avec figures. 11 fr.

Paris. — Imprimerie de L. Martinet, rue Mignon, 2.

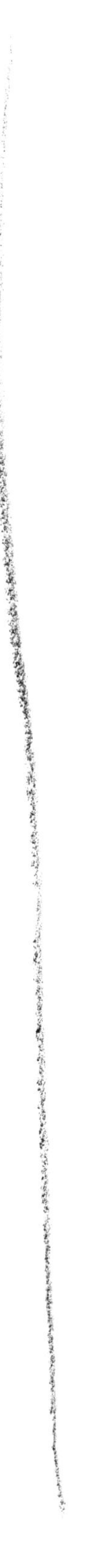